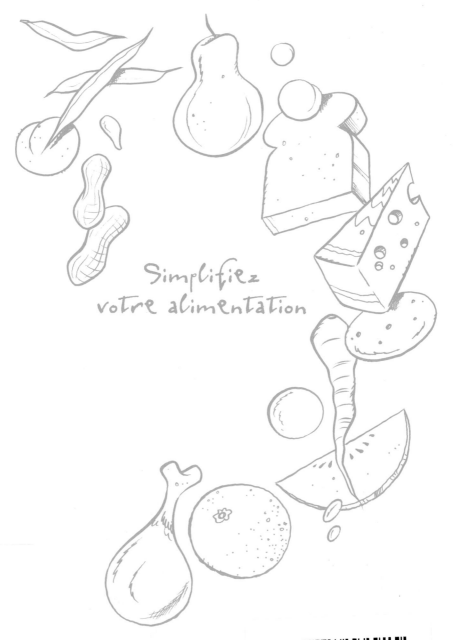

Simplifiez
votre alimentation

Catalogage avant publication de la Bibliothèque nationale du Canada

Hunter, Denyse

    Simplifiez votre alimentation

    Comprend des réf. bibliogr. et un index.

    ISBN 2-89428-721-6

    1. Alimentation. 2. Cuisine santé. 3. Aliments naturels. 4. Santé. 5. Menus. I. Titre

RA784.H86 2004   613.2   C2004-940004-5

Les Éditions Hurtubise HMH bénéficient du soutien financier des institutions suivantes pour leurs activités d'édition :
• Conseil des Arts du Canada
• Gouvernement du Canada par l'entremise du Programme d'aide au développement de l'industrie de l'édition (PADIÉ)
• Société de développement des entreprises culturelles du Québec (SODEC)
• Programme de crédit d'impôt pour l'édition de livres du gouvernement du Québec

Maquette intérieure : Olivier Lasser
Illustrations intérieures : Tristan Demers
Photographie de la couverture : Megapress/Mauritius/Ripp

Éditions Hurtubise HMH ltée
1815, avenue De Lorimier
Montréal (Québec) H2K 3W6
Tél. : (514) 523-1523

DISTRIBUTION EN FRANCE
Librairie du Québec à Paris / DEQ
30, Gay-Lussac
75005 Paris FRANCE
liquebec@noos.fr

ISBN : 2-89428-721-6

Dépôt légal : 2ᵉ trimestre 2004
Bibliothèque nationale du Québec
Bibliothèque nationale du Canada

Imprimé au Canada
www.hurtubisehmh.com

Denise Hunter

DIÉTÉTISTE

Simplifiez votre alimentation

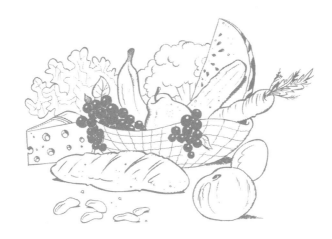

pour le plaisir et la santé

Illustrations de Tristan Demers

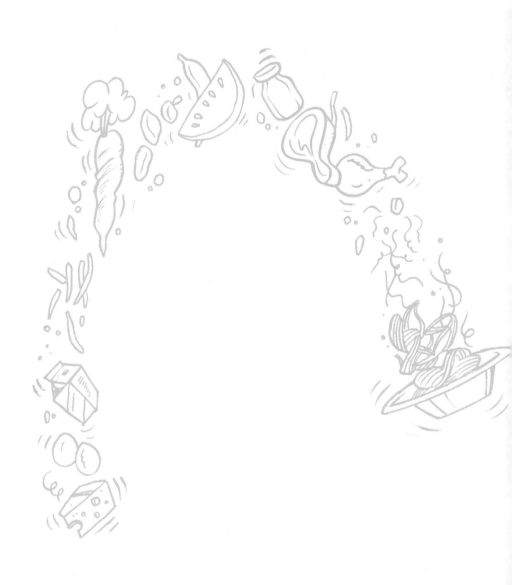

Table des matières

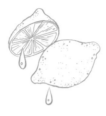

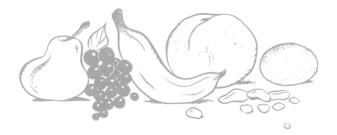

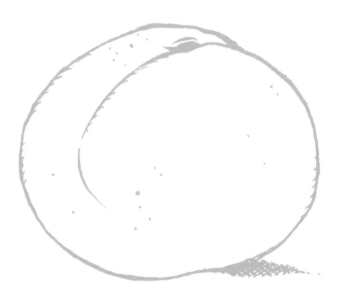

Introduction

E NOS JOURS, NOUS SOMMES de plus en plus in-
formés et sensibilisés à l'importance d'une bonne
alimentation. Plusieurs livres ont été écrits au sujet de
l'alimentation santé et les médias nous *alimentent* régulièrement en informations variées. L'avènement de l'infor-
matique facilite davantage l'accès à l'information sans
toutefois nous fournir le mode d'emploi pour valider des
données parfois contradictoires.

Bien manger demeure une priorité pour bon nombre
de gens. Mais le manque de temps freine souvent nos
bonnes intentions. Le rythme de vie effréné de notre société
nous empêche de manger sainement. L'industrie vient
alors à notre secours en nous offrant des solutions faciles : conserves, surgelés et autres mets instantanés sont à
notre disposition à des prix défiant toute concurrence!
L'industrie agroalimentaire a réussi à fabriquer des aliments pratiques et attrayants, sans se préoccuper des réper-
cussions sur la santé et l'environnement. Ces aliments
usinés et suremballés génèrent une grande quantité de
déchets non dégradables qui augmentent la pollution.

La publicité s'empare des médias en vantant les mérites
de ces produits industriels, créant sans cesse de nouveaux
besoins chez les consommateurs et, par conséquent, une
hausse de la consommation. Afin de répondre à la demande
des consommateurs, l'agriculture fait appel aux engrais

chimiques et aux pesticides pour augmenter sa production. L'usage abusif de ces produits épuise les sols de leurs minéraux et pollue les nappes phréatiques.

L'information seule ne réussit pas à faire changer nos habitudes alimentaires. Des changements s'amorcent lorsque nous prenons conscience de l'impact de la surconsommation sur notre santé et notre environnement.

Que pouvons-nous faire ? Devenir végétaliens ? Expérimenter le jeûne, la macrobiotique ou encore le « crudivorisme » ? La prudence est de rigueur face à tout changement radical imposé à l'organisme. Des moyens plus élémentaires sont à notre portée : mangeons simplement en évitant le plus possible les produits transformés et les recettes élaborées.

En 1985, Serge Mongeau publiait *La Simplicité volontaire*. Je me suis inspirée de ce concept pour parfaire mon cheminement personnel et pour écrire ce livre. Partant du modèle de la *simplicité volontaire*, j'ai tenté d'adapter cette discipline à l'alimentation, tout en tenant compte de ma formation scientifique, de ma pratique professionnelle et de la réalité quotidienne des gens.

Mes années de travail en CLSC (Centre local de services communautaires) m'ont permis de rencontrer divers types de clients et de connaître leurs préoccupations quotidiennes. Les questionnements les plus fréquents concernent :

- Le manque de temps pour préparer des repas nutritifs.
- Les questions environnementales : additifs alimentaires, OGM, utilisation des pesticides ou des plastiques, etc.

Cherchant à concilier les deux problématiques, j'en suis venue à la conclusion suivante : consommons les aliments sous leur forme naturelle ! Les aliments frais requièrent peu ou pas de temps de préparation. Moins transformés et moins emballés, ils représentent une solution de rechange écologique. En mangeant simplement, nous évitons la surconsommation et nous améliorons la qualité de notre alimentation. Puisons notre modèle dans la nature, car c'est là qu'on trouve le plus bel exemple d'équilibre et d'harmonie.

Manger constitue l'un des plaisirs de la vie et il est tout à fait possible d'allier plaisir et saine alimentation. Ce livre est dédié à tous ceux et celles qui veulent bien manger tout en protégeant cette planète et les peuples qui l'habitent.

De la modification de recettes... à la simplicité

Avant d'aborder le thème de l'alimentation simplifiée, je tiens à vous faire part de l'évolution de mon approche depuis le début de ma carrière en diététique jusqu'à maintenant.

À l'époque, le travail occupait beaucoup de place dans ma vie. Je travaillais au CLSC le jour et j'enseignais le programme *Maigrir en santé* le soir. Au début des années 80, j'ai publié quatre ouvrages, notamment *Modifiez vos recettes traditionnelles* en 1986. Ce livre répondait aux besoins de ma clientèle qui souhaitait avoir de nouvelles idées pour varier et alléger les repas.

Puis, j'ai ralenti mon rythme de travail, le temps d'élever mes trois enfants. Mais je cuisinais encore beaucoup! J'expérimentais différents modes d'alimentation, toujours à la recherche de la solution idéale afin de concilier la vie de couple, la vie familiale et le travail. De nombreux ajustements furent nécessaires pour en arriver à un compromis acceptable pour tous. Après avoir passé plusieurs fins de semaine à cuisiner, j'ai commencé à choisir des recettes moins élaborées, me laissant progressivement tenter par la simplicité. Après tout, cela représentait beaucoup moins de travail!

Nous sommes passés de la cuisine végétarienne à la cuisine asiatique, puis à la cuisine méditerranéenne. Finalement, les enfants m'ont fait réaliser que manger simplement... c'est bien meilleur! Au début, j'étais étonnée de les entendre réclamer les pâtes sans sauce, les crudités sans trempette... Ils préféraient les viandes seules, les cubes de tofu plutôt que les croquettes au tofu, les fruits tels quels, etc. Ils m'ont également fait comprendre qu'il y a une limite à modifier des recettes. Lorsque mon fils a demandé une bûche de Noël, j'ai essayé d'adapter ce mets traditionnel en utilisant des ingrédients naturels, biologiques, peu sucrés et peu gras. J'avais réussi à confectionner un gâteau santé, mais ce n'était pas une bûche de Noël! J'ai d'abord reçu certains commentaires polis comme «C'est différent» ou «Ça goûte bizarre». Puis, ma fille a fini par me dire : «Les recettes de grand-mère sont bien meilleures.» Et elle avait raison! Maintenant, nous achetons notre bûche de Noël dans une pâtisserie réputée pour la qualité de ses produits ou bien nous en mangeons chez grand-mère... une fois par année!

Je ne fais presque plus de recettes. J'utilise les aliments sous leur forme naturelle en effectuant parfois de légères modifications afin d'en varier la saveur et la présentation, mais toujours de façon à identifier et goûter l'aliment original. Ainsi, j'ai gagné beaucoup de temps et j'ai pu le consacrer à la rédaction de ce livre!

J'y traite d'autres sujets que celui de l'alimentation puisque vivre en harmonie avec la nature implique que l'on fasse des choix dans plus d'un domaine. Tout d'abord, une réflexion sur la consommation servira de point de départ à la proposition d'un nouveau modèle de régime alimentaire. Se nourrir de façon à protéger sa santé c'est bien, mais s'alimenter de façon naturelle en respectant son environnement, c'est agir de façon responsable en économisant les ressources de notre planète et en les utilisant judicieusement.

Les théories à propos de l'alimentation abondent et parfois se contredisent, de sorte qu'il devient difficile de savoir à quoi s'en tenir! Après Montignac, on nous propose maintenant le régime selon son groupe sanguin! Quelle sera la prochaine mode? Un régime selon notre signe astrologique? On nous a toujours appris qu'il fallait réduire notre consommation de gras. Maintenant, c'est le sucre qui se retrouve au banc des accusés! Qui devons-nous croire?

La méthode préconisée dans ce livre ne représente pas la seule façon de bien s'alimenter. Les gens se nourrissent différemment sur la planète selon les ressources disponibles et selon leur culture et leurs traditions. Des personnes en santé se trouvent dans toutes les régions du monde, indépendamment de leur régime alimentaire. En étant à l'écoute des signaux de notre corps, nous saurons davantage ce qui nous convient vraiment et nous pourrons adapter les principes alimentaires de base à nos besoins réels.

Bien se nourrir pourrait se résumer en trois mots :

SIMPLICITÉ : manger les aliments sous leur forme naturelle.

FRUGALITÉ : manger avec modération (ne pas confondre avec privation).

RESPECT : respecter son corps et son environnement.

Ces trois principes seront développés tout au long de ce volume.

Réflexions sur la consommation

Nous vivons dans une société dite «de consommation». Selon le dictionnaire, ce mot signifie : «l'action de faire des choses un usage qui les détruit ou les rend ensuite inutilisables». En matière d'alimentation, nous n'avons guère le choix ; nous devons consommer des aliments pour répondre à nos besoins vitaux. Mais l'industrie et les compagnies alimentaires, toujours avides de profits, trouvent constamment des moyens pour nous inciter à consommer davantage. Sous prétexte de nous donner un meilleur rapport quantité/prix, elles nous offrent de plus gros formats, de même que des portions individuelles plus généreuses. Nos critères de normalité deviennent ceux proposés par l'industrie alimentaire. En fait, la société de consommation est une société idéale pour le commerce !

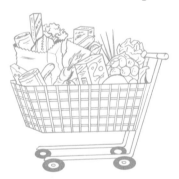

Pour les consommateurs, les conséquences s'avèrent souvent désastreuses. Dans nos pays industrialisés, plusieurs problèmes de santé sont causés par nos habitudes à vivre dans la surabondance. L'industrie alimentaire nous offre une multitude de produits, mais la majorité d'entre eux contiennent des substances étrangères à notre organisme. Nous devons varier notre alimentation, mais avons-nous réellement besoin de cinquante variétés de céréales et d'autant de sortes de biscuits ?

Dans le livre *Notre empreinte écologique*, deux Canadiens ont essayé de mesurer l'impact de la consommation sur l'environnement. Ils ont calculé la surface de terrain nécessaire pour répondre à notre consommation moyenne et ont constaté qu'un Canadien nécessite environ 4,3 hectares (207 mètres carrés) pour satisfaire ses besoins en alimentation, en habillement et en énergie. Ils ont ensuite calculé la superficie actuellement disponible sur la Terre, qui est de 1,5 hectare par habitant. Dans ce cas, si tout le monde consommait autant que nous, il nous faudrait trois planètes Terre pour que chacun soit comblé ! En réalité, cela signifie que certains peuples sont obligés d'en prendre beaucoup moins. Si nous consommons plus que nécessaire tout en produisant peu, d'autres doivent produire davantage en consommant moins. C'est la situation vécue par le milliard de personnes vivant avec moins d'un dollar par jour.

Une prise de conscience quotidienne s'avère nécessaire afin de freiner cette frénésie de consommation. De timides tentatives sont amorcées en ce sens, mais s'estompent dès que la publicité alimente nos désirs. Lancée par l'Union des consommateurs, la *Journée sans achat* consiste à ne rien acheter durant 24 heures. Par ce moyen, on veut sensibiliser la population aux dangers de la surconsommation. Sans prétendre vouloir changer le monde, cette initiative nous permet tout de même de réfléchir aux conséquences de nos dépenses excessives sur notre qualité de vie et notamment sur l'endettement.

Alerte à la surconsommation alimentaire

Nous considérons trop souvent le rapport quantité/prix au détriment de la qualité. La publicité nous incite par différents moyens à en souhaiter plus pour notre

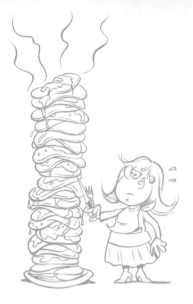

argent. Les épiceries à grande surface ont compris depuis longtemps ce principe en offrant des rabais substantiels sur les gros formats. Nous pensons économiser, mais en réalité, les gros formats nous encouragent à manger davantage. Faites l'expérience suivante : achetez deux formats différents d'un même aliment (par exemple : 1 kg et 500 g). Notez la date à laquelle vous entamez chacun d'eux, puis celle à laquelle vous les terminez. Habituellement, le format de 1 kg ne dure pas deux fois plus longtemps que celui de 500 g. Cet exercice est d'autant plus valable lorsqu'il est réalisé à l'insu des consommateurs. Si vous tenez à acheter de gros formats, prenez l'habitude de les transvider dans de plus petits contenants afin d'en manger des quantités modérées. Les magasins *formule club* favorisent la surconsommation en utilisant différentes stratégies :

- En mettant à notre disposition de plus gros chariots d'épicerie pour nous amener à acheter en grande quantité.
- En offrant un service de garderie sous prétexte d'accorder un répit aux parents (en fait, ils souhaitent retenir leurs clients plus longtemps dans le magasin pour leur permettre d'acheter davantage).
- En préparant des dégustations accompagnées de la recette nécessitant l'achat de divers produits ne figurant pas sur notre liste.
- En installant un comptoir de restauration rapide où la grosseur des portions est proportionnelle à la taille du magasin !
- En disposant des friandises près de la caisse pour combler les fringales en attendant son tour ! Comme les

paniers sont bien remplis, le temps d'attente est parfois long…

🍐 En réchauffant sur place certains aliments : l'odeur aiguise l'appétit ! Nous croyons acheter un aliment cuisiné sur place alors que bien souvent il est tout simplement réchauffé ou décongelé au four.

Dans ces magasins, le coût des denrées peut sembler très avantageux, mais il ne fait que maintenir la concurrence avec les rabais offerts par les grandes chaînes d'alimentation. Pour établir la comparaison, j'ai fréquenté ce type d'endroit pendant deux ans pour constater qu'il n'y a aucune économie à réaliser à long terme. En conservant le même modèle alimentaire, je me suis rendu compte que mes dépenses annuelles pour l'épicerie équivalaient à celles des années précédentes, carte de membre en sus !

Voici une suggestion pour les inconditionnels de ces endroits : n'achetez que les produits frais. Leur rapport qualité/prix est bon et une plus grande consommation de fruits et légumes sera bénéfique ! Mais soyez vigilants, car il vous faudra probablement traverser le magasin au complet avant d'y accéder et vous serez peut-être tenté par d'autres produits. C'est voulu ainsi !

Heureusement, d'autres types de commerces se soucient davantage de la qualité de leurs produits. Les coopératives d'aliments naturels et biologiques offrent de bons rabais sur les gros formats d'aliments nutritifs comme les céréales, légumineuses, noix et fruits séchés. Ces commerces respectent l'environnement, car plusieurs aliments sont vendus en vrac ou préemballés dans des sacs en papier biodégradable. Ils encouragent l'assiduité tout en ne tenant pas la clientèle captive : la carte de membre facultative offre un rabais à ses détenteurs sans exclure les acheteurs occasionnels.

Les réclames nous incitent également à «surcon-sommer» en misant aussi sur le rapport quantité/ prix :

- «*Pour 0,25 $ de plus obtenez le format géant*» *:* le format régulier n'est-il pas déjà trop gros?
- «*Économisez avec nos combos*»: pour 9,89 $, vous ob-tenez en plus des croustilles et deux verres de boisson gazeuse… à moitié remplis de glaçons! Qui réalise l'économie?
- «*Nouveau produit amélioré : 30 % plus gros!*»: est-ce vraiment une amélioration?
- Au cinéma, les portions individuelles équivalent à une ration familiale :
  - Tablettes de chocolat de 100 g.
  - Sacs de bonbons en format de 125 à 190 g.
    Réalisez-vous la quantité de sucre que cela repré-sente?
    125 g de bonbons correspond à 2/3 tasse (150 ml) de sucre, et 190 g à une tasse complète (250 ml)! Vous pouvez choisir votre format au comptoir libre-service, mais les sacs mis à votre disposition sont si grands qu'un fond de sac contient déjà 150 g de bonbons! Naturellement, ces friandises augmentent la soif et incitent à acheter des boissons sucrées!

Plusieurs restaurants misent sur la quantité :

- Les restaurants de type *buffet* favorisent la surconsom-mation :
- «*Mangez à volonté pour le même prix*», aucune mention quant à la qualité bien évidemment.

Les promotions nous dictent de façon subtile les quan-tités à acheter.

- «*Limite de trois par client*»: la plupart des gens en achètent trois même s'ils en ont besoin de deux.

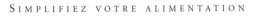

🍇 « *Quatre pour 1,99 $* » : nous en achetons quatre en oubliant que le prix à l'unité serait de 0,50 $.

> **Voici un fait vécu.** Incapable de vendre ses boutons à 0,25 $ l'unité, la propriétaire d'une mercerie les offrit au prix de 4 pour 1 $. Elle les vendit tous la journée même !

Trop souvent, nous achetons en fonction des rabais sans nous préoccuper de nos besoins réels ! Il est très difficile pour tout le monde de se détacher de la publicité, omniprésente dans notre société de consommation.

En 2001, les médias faisaient état du problème d'obésité chez les enfants et en imputaient partiellement la faute à la fréquentation des restaurants de type *fast food*. En riposte à cette déclaration, une chaîne de restauration rapide bien connue conseillait aux parents d'éviter d'y amener leur progéniture plus d'une fois par semaine ! C'était en réalité leur suggérer de les y amener chaque semaine !

Tout au long des pages qui suivent, le message véhiculé est de « consommer les aliments sous leur forme naturelle ».

Dans un premier temps, ce livre nous invite à faire le ménage de notre garde-manger en remplaçant graduellement les aliments transformés par des aliments naturels. On y aborde également les grandes questions alimentaires du XXIe siècle : les OGM, les aliments biologiques, le commerce équitable, les pesticides, la surconsommation ainsi que le budget alimentaire.

La deuxième partie de l'ouvrage prend davantage la forme d'un guide pratique. L'alimentation simplifiée y est présentée sous la forme de menus commentés : quinze menus naturels, respectant l'équilibre alimentaire d'une journée, faciles à préparer en 10 à 20 minutes. Quelques menus pour les fêtes et les occasions spéciales sont aussi proposés, question de démontrer qu'il est tout à fait possible de manger sainement avec plaisir.

Simplifiez votre alimentation n'est pas un livre de recettes : il dépasse le cadre étroit de la cuisine pour nous faire réfléchir sur notre société de consommation.

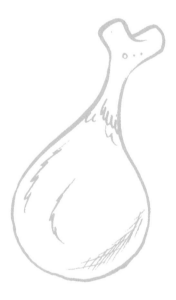

Un

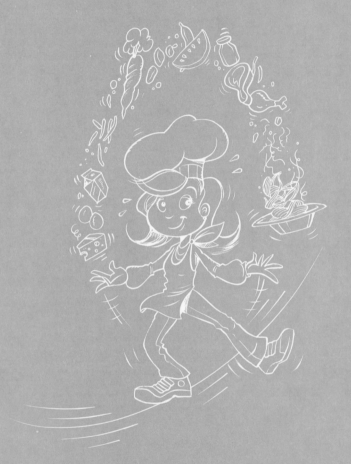

Un garde-
manger santé

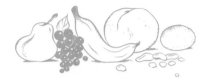

ANS CE CHAPITRE, VOUS VERREZ comment mettre en pratique les idées rapidement énoncées dans l'introduction. En faisant l'inventaire de votre propre garde-manger, de votre réfrigérateur et de votre congélateur, vous constaterez que Dame Nature ne reconnaîtrait probablement pas la plupart des produits considérés comme des aliments.

De préférence, consommons nos aliments sous leur forme naturelle : fruits frais, légumes frais, noix et graines, œufs, viandes, volailles et poissons frais, grains entiers, lait. Au lieu de chercher à comprendre tous les termes de la liste d'ingrédients, regardez plutôt la longueur de la liste : elle doit être la plus courte possible. Le premier ingrédient est le principal composant du produit, car les ingrédients sont inscrits dans l'ordre décroissant de leurs proportions.

Même les aliments offerts dans les boutiques de produits naturels ne sont pas toujours aussi naturels qu'on peut le croire. Les biscuits ou les croustilles ne se trouvent pas dans la nature, peu importe leur composition. Mangeons simplement, en évitant de trop transformer les aliments lors de la préparation. La cuisson prolongée ou à chaleur intense diminue la valeur nutritive des aliments. Si vous aimez cuisiner, choisissez des recettes simples demandant peu d'ingrédients et une courte période de cuisson.

Une alimentation saine se compose majoritairement d'aliments les plus naturels possible :

🍇 Les aliments non transformés (produits frais ou à ingrédient unique).

🍇 Les aliments transformés mécaniquement (mouture, broyage, pressage).

🍇 Les aliments ayant été soumis à un court traitement par la chaleur ou par le froid (par exemple : cuisson rapide à la vapeur ou dans peu d'eau, congélation, séchage naturel, évaporation…).

Les listes qui suivent vous aideront à faire de meilleurs choix lors de vos prochaines visites à l'épicerie.

Les aliments à ingrédient unique

- Tous les fruits frais
- Tous les légumes frais
- Fruits et légumes surgelés sans ajout d'autres ingrédients
- Herbes fraîches ou séchées
- Graines germées
- Pain de grains germés
- Noix, arachides et graines non rôties, non salées
- Poissons et fruits de mer frais
- Viandes fraîches
- Œufs
- Lait
- Légumineuses sèches
- Céréales non décortiquées (riz brun, millet, quinoa, orge, avoine, sarrasin…)
- Germe de blé non sucré
- Flocons d'avoine (gruau)
- Son de blé, son d'avoine
- Galettes de riz ou de maïs nature sans sel
- Eau d'érable
- Beurre d'arachide naturel
- Beurre de noix ou de graines (d'amande, de noisette, de tournesol, de sésame…)
- Huiles de première pression à froid
- Compotes ou purées de fruits sans sucre ajouté
- Jus de fruits naturels sans sucre ajouté
- Fruits séchés biologiques (sans sulfites)
- Concentré de tomates
- Semoule de maïs ou de blé (grains entiers)

Pour varier votre alimentation, vous pouvez utiliser des aliments auxquels on a ajouté un maximum de quatre ingrédients, toujours les plus naturels possible.

- Yogourt nature
- Kéfir nature
- Tofu
- Boisson de soya originale
- Beurre, babeurre
- Crème fraîche, crème sure
- Fromages frais à pâte molle (quark, ricotta, fromage de yogourt...)
- Craquelins à grains entiers sans graisse végétale (shortening) ni gras hydrogéné (kavli, wasa...)
- Fèves soya grillées
- Légumineuses en conserve
- Légumes en conserve
- Fruits en conserve dans leur jus naturel
- Poisson en conserve
- Jus de tomate
- Sauce tamari, miso
- Pain intégral, pain au levain, pain azyme, pain pita
- Vinaigre (de vin, de cidre, balsamique...)
- Chocolat noir contenant plus de 70 % de cacao (équitable si possible)
- Céréales entières sans sucre en flocons ou en filaments
- Pâtes alimentaires, à grains entiers de préférence

Les gens plus avancés dans leur programme d'amélioration peuvent passer à une autre étape et épurer davantage ces listes en choisissant des produits :

- biologiques ;
- locaux ou équitables, s'ils sont importés.

Nous aborderons ces deux sujets un peu plus loin dans le chapitre. La question des emballages fera quant à elle l'objet d'une partie du chapitre 5.

Le grand ménage du garde-manger

Pour vous aider à améliorer la qualité de votre alimentation, voici une grille d'analyse des aliments typiques. Vous apprendrez à identifier les substances indésirables dans les aliments et à remplacer certains produits commerciaux par des aliments plus naturels. Avant de commencer l'exercice, lisez les notes subséquentes afin de bien comprendre la signification de chaque terme et de reconnaître les différentes appellations.

Gras hydrogénés : Huile végétale (maïs, soya, tournesol…) partiellement hydrogénée, *shortening, shortening* d'huile végétale, margarine

Sucres : Sucre, sucre de canne, sucrose, glucose, maltose, dextrose, saccharose, fructose, sirop (de maïs, de malt, de chocolat, d'érable), mélasse, cassonade, sucre inverti.

Sodium : Tous les termes comprenant les mots suivants : sodium, sodique, disodique, soda, soude, bicarbonate de sodium, glutamate monosodique, sel.

Dressez d'abord un tableau à quatre colonnes. Lisez ensuite les étiquettes des aliments se retrouvant dans votre garde-manger et votre réfrigérateur et inscrivez-les dans les colonnes appropriées.

Voici un exemple fictif :

Gras hydrogénés	Sucres (dans les 3 premiers ingrédients)	Plus de 4 ingrédients (à part l'eau)	Additifs à base de sodium
biscuits	biscuits	biscuits	biscuits
muffins	confitures	confitures	confitures
croustilles	crème glacée	crème glacée	crème glacée
chocolat	muffins	muffins	muffins
à tartiner	chocolat	croustilles	croustilles
gâteau	à tartiner	chocolat	chocolat
commercial	gâteau	à tartiner	à tartiner
croissants	commercial	gâteau	gâteau
		commercial	commercial
		croissants	croissants
		bagels	bagels

Il est à noter que les biscuits, les gâteaux commerciaux, les muffins et le chocolat à tartiner se retrouvent à la fois dans les quatre colonnes, car ils renferment de la graisse végétale, du sucre, du benzoate de sodium et une liste de plus de quatre ingrédients.

Si vous achetez plusieurs produits transformés, cet exercice peut vous sembler assez long. Nous vous suggérons d'inscrire cinq aliments par jour en commençant par ceux utilisés le plus fréquemment. Ensuite, notez les aliments se retrouvant à la fois dans les quatre colonnes, puis ceux inscrits dans trois colonnes et essayez de leur substituer un aliment plus naturel. Vous pouvez faire des changements progressifs. Par exemple, remplacer un aliment inscrit dans les quatre colonnes par un autre se trouvant seulement dans les deux dernières. Voici un modèle pour effectuer les modifications appropriées :

Aliments à éviter	Aliment de transition	Objectif nature
Croissant	☞ Bagel	☞ Pain intégral
Chocolat à tartiner	☞ Fromage à la crème	☞ Beurre d'arachide naturel
Tarte aux fruits	☞ Croustade de fruits	☞ Fruit frais
Quiche au jambon	☞ Omelette au jambon	☞ Omelette aux légumes
Pommes de terre frites	☞ Pommes de terre en purée	☞ Pommes de terre nature

Allez-y à votre rythme. Peu à peu, vous arriverez à adopter une alimentation plus naturelle et plus respectueuse des besoins de votre organisme. Vous pouvez même décider de rester à l'étape *de transition*: vous aurez déjà amélioré votre alimentation.

L'étape la plus importante du grand ménage du garde-manger consiste à réduire au minimum les produits contenant des mauvais gras. Pour ce faire, vous devez d'abord connaître les différents types de gras, ainsi que leur impact sur la santé.

Le cholestérol

Depuis plusieurs années, le cholestérol jouit d'une très mauvaise réputation auprès des consommateurs. En réalité, le cholestérol n'est pas le principal responsable des maladies cardiovasculaires. Plusieurs mythes sont véhiculés à son sujet :

❦ Mythe n° 1 : Le cholestérol est un corps gras.

Faux. Le cholestérol *n'est pas* un corps gras. C'est une substance dont la structure *s'apparente* aux matières grasses.

❦ Mythe n° 2 : Le cholestérol est mauvais pour la santé.

Faux. Le cholestérol est nécessaire à la vie. Il entre dans la composition de toutes les cellules de l'organisme. Il sert à former certaines hormones et à produire de la vitamine D.

❦ Mythe n° 3 : Les aliments gras sont la principale source de cholestérol sanguin.

Faux. C'est le foie qui fabrique environ 80 % du cholestérol sanguin. Seuls 20 % proviennent des aliments que nous mangeons.

❦ Mythe n° 4 : Les aliments *sans cholestérol* sont faibles en gras.

Faux. Le cholestérol est une substance se retrouvant uniquement dans les aliments d'origine animale. Par conséquent, les aliments du règne végétal sont exempts de cholestérol, mais certains d'entre eux contiennent beaucoup de matières grasses. À titre de comparaison, voici le nombre de cuillères à thé de gras contenues dans ces aliments :

• 1 pointe de tarte aux pommes

• 1 grosse galette à l'avoine

• 1 beigne glacé (pâte gâteau)

- 1 gros muffin commercial

- 1 croissant nature

- 1 pâtisserie danoise moyenne

- 1 portion moyenne de frites

- 1 petit sac de croustilles

- 1 croissant au chocolat
  ou à la pâte d'amande

En fait, le type de matières grasses contenu dans ces aliments *sans cholestérol* est plus néfaste pour la santé que le cholestérol lui-même. Pour mieux comprendre, examinons les différents types de gras et leurs effets dans l'organisme.

Le bon *et le* mauvais *cholestérol*

Plusieurs personnes me demandent régulièrement de leur fournir une liste d'aliments contenant le *bon* cholestérol. En fait, le cholestérol n'est ni *bon* ni *mauvais*. C'est plutôt le type de véhicule qu'il emprunte pour voyager dans le sang qui modifie son action. Le cholestérol ne peut pas voyager seul dans la circulation sanguine. Il doit se lier à une protéine lui servant de véhicule. Cette combinaison se nomme lipoprotéine.

Pour faciliter la compréhension, comparons ces protéines à des taxis. Il existe deux types de taxis :

🍇 Le type *limousine* ou lipoprotéine de haute densité (*High Density Lipoprotein*), d'où l'abréviation HDL.

🍇 Le *petit taxi classe économique* ou lipoprotéine de faible densité (*Low Density Lipoprotein*), d'où l'abréviation LDL.

Ces deux types de taxis ne conduisent pas le cholestérol au même endroit. Les gros taxis ou limousines (HDL) conduisent le cholestérol au foie pour l'éliminer. Pour cette raison, on l'appelle le bon cholestérol :

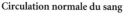

Circulation normale du sang

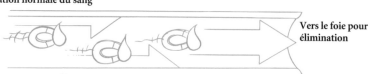

Vers le foie pour élimination

Les *petits taxis* (LDL) déposent le cholestérol sur les parois des artères, perturbant ainsi la circulation sanguine. C'est pourquoi on le nomme mauvais cholestérol :

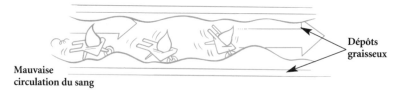

Dépôts graisseux

Mauvaise circulation du sang

Certains facteurs peuvent influencer la production de ces lipoprotéines.

Facteurs non alimentaires

🍇 L'hérédité : les antécédents médicaux de vos parents et de vos grands-parents peuvent avoir une incidence directe sur vos taux de cholestérol sanguin. L'hérédité semble être le plus important facteur de risque pour développer une maladie cardiaque.

- La maladie : certaines maladies du foie ainsi que certains médicaments peuvent élever les taux de cholestérol. Parlez-en à votre médecin.

- Le tabagisme : chez les gros fumeurs, les dépôts graisseux se forment plus rapidement sur les parois des artères et le taux de bon cholestérol (HDL) a tendance à baisser.

- L'activité physique : une vie active stimule le bon fonctionnement du cœur, des poumons et des vaisseaux sanguins et peut contribuer à maintenir un poids sain. Faire régulièrement de l'exercice aide à augmenter le taux de bon cholestérol (HDL) dans le sang.

Facteurs alimentaires : les graisses alimentaires

Le tableau de la page suivante permet de classer les différents types de gras se retrouvant dans les aliments selon leur effet sur le cholestérol sanguin.

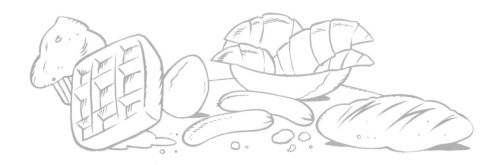

MONOINSATURÉS Généralement **liquides** à la température ambiante.	POLYINSATURÉS Généralement **liquides** à la température ambiante.	SATURÉS Généralement **solides** à la température ambiante.	HYDROGÉNÉS OU TRANS **Solides** à la température ambiante.
		SOURCES ALIMENTAIRES :	
• Huiles d'olive, de canola, d'arachide et de noisette, avocats, olives, noisettes, amandes, arachides, noix de cajou, pistaches, pacanes, graines de sésame, tahini (beurre de sésame).	• Oméga-3 : Graines de lin, de chanvre, pourpier, fèves soya, tofu, huile de lin, de noix, de chanvre, de canola, poissons gras (saumon, sardine, thon, truite…), œufs oméga-3. • Oméga-6 : Huiles de tournesol, carthame, maïs, soya, canola, noix de pin, noix du Brésil, graines de tournesol, de courge, de citrouille, germe de blé, fèves soya, tofu.	• Viandes (bœuf, porc, veau, agneau, volaille), produits laitiers (lait, fromage, crème, beurre), œufs, chocolat (beurre de cacao), noix de coco, huile de coco, de palme, de coprah.	• Ces aliments, et plusieurs autres, sont susceptibles de contenir des acides gras *trans* s'ils sont fabriqués avec de l'huile végétale hydrogénée, du shortening ou des margarines à base d'huile végétale hydrogénée (lisez bien les étiquettes) : Pâtisseries commerciales (gâteaux, tartes, muffins, biscuits, galettes, croissants, beignes, brioches), barres tendres, barres de chocolat, craquelins, fritures (frites, croustilles, mets panés, croquettes, nouilles frites…)
Augmentent le HDL. Diminuent le LDL.	Oméga-3 : augmentent le HDL, diminuent le LDL. Oméga-6 : diminuent le LDL et le HDL. (modération)	Augmentent le HDL. Augmentent le LDL.	Diminuent le HDL. Augmentent le LDL.
À CONSOMMER	À CONSOMMER	À LIMITER	À ÉVITER

D'après ce tableau, nous pouvons déduire que les pires gras sont les gras hydrogénés ou *trans*. D'où viennent-ils ?

Pour que les huiles végétales restent solides à la température ambiante, il faut les hydrogéner. L'hydrogénation, introduite au début du siècle dernier, est un procédé par lequel on ajoute de l'hydrogène à de l'huile végétale liquide pour la rendre solide ou semi-solide à température ambiante.

Pendant l'hydrogénation, les doubles liaisons des acides gras polyinsaturés se brisent pour permettre aux atomes d'hydrogène de se fixer aux atomes de carbone. Cela bouleverse la composition chimique originale des graisses. Des acides gras insaturés deviennent saturés, tandis que d'autres se TRANSforment, culbutent et se retrouvent dans une position plutôt inconfortable : ils passent d'une forme cis à une forme trans.

Forme *CIS*

Forme *TRANS*

Ces gras, plus résistants à l'oxydation, se conservent plus longtemps que les gras naturels, notamment le beurre et les huiles. Une fois introduit sur le marché, le procédé d'hydrogénation s'est rapidement commercialisé, permettant aux industries alimentaires de produire des denrées moins périssables. Elles accusent ainsi moins de pertes et réalisent des profits considérables. Cette technique permet également d'offrir des produits attirants pour les consommateurs : texture moelleuse agréable, coût abordable…

Bon nombre de ces acides gras trans se retrouvent maintenant en abondance dans notre approvisionnement alimentaire. Comme ils n'avaient jamais été rencontrés dans la nature auparavant, notre organisme a de la difficulté à les métaboliser. Ils sont deux fois plus nocifs que les gras saturés puisqu'ils diminuent les HDL (bon cholestérol) en plus d'augmenter les LDL (mauvais cholestérol).

Ces raisons expliquent pourquoi le grand ménage du garde-manger commence d'abord par l'exclusion des produits contenant des gras hydrogénés. Lisez bien les étiquettes afin de démasquer les gras hydrogénés, car ils se cachent sous différents pseudonymes. Sortez votre loupe pour grossir les petits caractères !

HUILE VÉGÉTALE HYDROGÉNÉE

HUILE PARTIELLEMENT HYDROGÉNÉE

SHORTENING D'HUILE VÉGÉTALE

MARGARINE D'HUILE VÉGÉTALE

Voici deux anecdotes à propos du cholestérol :

Sur la façade d'un supermarché, une large banderole indiquait : *Chassons le cholestérol !*
Inutile de vous dire qu'il fut très difficile de trouver une brique de beurre, enfouie sous les divers contenants de margarine ! Pour accéder au comptoir des produits laitiers, j'ai dû traverser des rangées entières

> de croustilles, biscuits, pâtisseries… Ce genre de situation paradoxale se rencontre assez souvent.

> À l'entrée d'un restaurant, on affichait le contenu de menus santé, *sans cholestérol*. Au bas de la carte, en plus petits caractères, on pouvait lire : « tous les menus sont servis avec pain, frites et sauce » !

La nature n'a pas prévu l'abus de gras :

La nature nous fournit certains aliments très riches en matières grasses, mais il s'agit la plupart du temps de *bons gras*. Certains d'entre eux contiennent des acides gras dits *essentiels*, car notre organisme ne peut les fabriquer lui-même. Il s'agit de l'acide *linoléique* (oméga-6) et de l'acide *alpha-linolénique* (oméga-3). Ces acides agissent à différents niveaux :

- développement du fœtus ;
- prévention des maladies cardiovasculaires : arthrite, hypertension ;
- fonctionnement du système immunitaire et du système nerveux ;
- équilibre hormonal.

Les noix contiennent beaucoup d'acides gras essentiels. Comme ces gras ont tendance à s'oxyder rapidement, la nature a imaginé deux façons de remédier à cet inconvénient :

- En les dotant de vitamine E (un antioxydant naturel).
- En les enfermant dans une coquille rigide pour les protéger. Comme ils sont difficilement accessibles, on ne peut guère en abuser. Par exemple, la noix de coco contient des gras saturés, mais quel travail pour arriver à briser la coquille ! C'est très différent de la noix de coco commerciale, filamentée et sucrée, qu'on obtient simplement en ouvrant le sac !

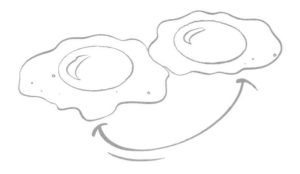

Les œufs : lesquels choisir ?

Plusieurs personnes s'abstiennent de consommer des œufs sous prétexte qu'ils contiennent beaucoup de cholestérol. Certes, le jaune d'œuf contient du cholestérol. Mais de nos jours, la sélection des poules pondeuses et de leur moulée a changé de sorte que le profil nutritionnel des œufs s'est amélioré : ils contiennent 23 % moins de matières grasses et 31 % moins de cholestérol que ceux du début des années 80.

Au terme d'une vaste étude prospective, des chercheurs de la *Harvard School of Public Health* ont conclu ceci : que l'on mange moins d'un œuf par semaine ou un œuf par jour, le risque de subir un accident coronarien est le même. Autrement dit, manger jusqu'à un œuf par jour serait sans risque pour les adultes en bonne santé. De plus, l'œuf se révèle une source de protéines complètes d'excellente qualité. On s'en sert même comme protéine de référence pour évaluer la qualité des protéines des autres aliments.

Différentes variétés d'œufs sont maintenant disponibles sur le marché : œufs bruns ou blancs, œufs oméga-3, œufs biologiques, œufs liquides… Lesquels choisir ?

La couleur de la coquille dépend de la couleur de la poule et ne modifie aucunement la valeur nutritive de l'œuf.

On obtient les œufs oméga-3 en modifiant la ration alimentaire des poules pondeuses. Leur régime contient de 10 à 20 % de graines de lin, riches en oméga-3. Par conséquent, les œufs produits par ces poules contiennent plus d'acides gras oméga-3. Cependant, la teneur totale en gras ainsi que le niveau de cholestérol dans ces œufs demeurent très similaires.

Comparaison de la teneur en gras

	Œuf oméga-3*	Œuf traditionnel*
Acides gras totaux	4,8 g	4,6 g
Oméga-6	0,9 g	1,0 g
Oméga-3	**0,4 g**	**0,1 g**
Monoinsaturés	2,0 g	2,2 g
Saturés	1,5 g	1,6 g
Cholestérol	174 mg	190 mg

Source : Ferier *et al.*, *Am J Clin Nutr.*, 1995 (Juil) ; 62 : 81-86.
* Œuf entier de calibre gros.

Les recommandations actuelles suggèrent une consommation minimum d'acides gras oméga-3 équivalente à 0,5 % du besoin énergétique quotidien. Cette proportion représenterait quotidiennement :

1,1 g d'acides gras oméga-3 pour les femmes

1,6 g d'acides gras oméga-3 pour les hommes

Un seul œuf oméga-3 peut donc fournir entre le quart et le tiers de l'apport quotidien conseillé. Il s'agit donc d'une contribution appréciable.

Les œufs biologiques présentent un profil nutritionnel semblable à celui des œufs traditionnels. Les poules sont nourries de grains exempts d'additifs, d'agents de conservation, de médicaments et d'antibiotiques. De plus, les poules pondeuses peuvent se déplacer en toute liberté dans un poulailler à aire ouverte muni de nids et de perchoirs.

Des œufs *liquides* sont vendus en berlingots de 250 g. Il s'agit de vrais œufs qu'on a brassés pour mélanger le blanc et le jaune, et pasteurisés afin de détruire les bactéries. Ces œufs possèdent la même valeur nutritive que les œufs ordinaires. Pratiques en camping, ils doivent quand même être entreposés au froid (entre 0° et 4°C). Ils peuvent également être congelés. Toute une variété d'œufs liquides se trouvent dans les épiceries : œufs entiers, œufs oméga-3, œufs réduits en cholestérol, blancs d'œufs. Étant pasteurisés, ils sont particulièrement recommandés dans les recettes nécessitant l'emploi d'œufs crus : lait de poule, *milk shake*, mousses… Autrement, les œufs ordinaires doivent toujours être bien cuits pour éliminer les salmonelles (bactéries nocives) souvent présentes dans les œufs et les volailles.

Malgré cette diversité, l'œuf traditionnel reste un excellent choix : c'est un aliment naturel, non transformé, facile à préparer et… peu coûteux !

Les sucres naturels et les sucres cachés

Certains aliments jugés bons pour la santé contiennent beaucoup de sucre ajouté et parfois même des gras hydrogénés. À titre d'exemple, voici le nombre de carrés de sucre ajouté dans ces aliments (1 carré correspond à 1 c. à thé) :

125 ml de compote de fruits sucrée

250 ml de boisson de soya à la vanille

1 sachet de gruau instantané
(pomme et cannelle)

200 ml de yogourt à boire

250 ml de lait au chocolat

125 ml de yogourt glacé à la vanille

175 ml de yogourt aux fruits

125 ml de *Jell-o*

1 galette à l'avoine et aux raisins
   (moyenne)*

1 barre tendre (céréales et fruits)*

1 gros muffin commercial son
   et raisins *

Bien sûr, plusieurs aliments contiennent naturellement des glucides (sucres), mais ceux-ci ne s'y retrouvent pas sous forme concentrée. Rappelons que la nature ne favorise pas les abus. En voici quelques exemples :

Les fruits frais : Tous les fruits contiennent des sucres naturels, principalement sous forme de fructose. Mais ils renferment en même temps de 80 à 95 % d'eau. Le sucre ne s'y retrouve pas sous forme concentrée. De plus, les fibres en retardent l'absorption.

L'eau d'érable : Il faut environ deux litres d'eau d'érable pour obtenir 50 ml de sirop. Le sirop d'érable est quarante fois plus concentré que le produit offert par la nature. Il ne se classe donc pas parmi les sucres naturels !

La canne à sucre : Elle est tellement difficile à mastiquer qu'on ne risque pas d'en abuser ! Sous sa forme raffinée et cristallisée, le sucre passe incognito dans les aliments transformés : il se dissout facilement dans les boissons (330 ml de boisson gazeuse contiennent 7 c. à thé de

---

* Ces aliments contiennent aussi des gras hydrogénés.

SIMPLIFIEZ VOTRE ALIMENTATION

sucre). Il se camoufle dans plusieurs condiments : il représente environ le quart de la bouteille de ketchup !

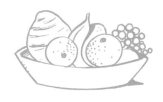

Le miel : Le miel naturel, provenant directement de la ruche, est emprisonné dans de petites alvéoles de cire ; il est beaucoup moins accessible que son équivalent commercial vendu en pot. L'appellation «miel pur» peut porter à confusion. La réglementation canadienne autorise les producteurs de miel à ajouter un certain pourcentage de miel importé tout en leur permettant d'inscrire sur l'étiquette «miel pur, produit du Canada» ! Notons que nous ne pouvons garantir la pureté du miel importé.

Les rages de sucre, ces fameuses envies soudaines de sucreries dont se plaignent plusieurs personnes, se manifestent rarement avec les aliments offerts par Dame Nature. À quand remonte votre dernière rage de pommes, de brocolis ou d'oranges ?

Nous pouvons occasionnellement nous permettre certains écarts alimentaires à condition de bien manger au quotidien. Si l'on désire jouir d'une bonne santé et d'une excellente vitalité, il importe de faire les bons choix en matière d'alimentation et d'habitudes de vie en général.

Trop de gens pensent encore que tous les aliments se valent. Pourtant, certains produits vendus dans nos épiceries sont complètement dépourvus d'éléments nutritifs et renferment en plus des substances indésirables. Comment ces *denrées* peuvent-elles nourrir un individu ? La nourriture constitue notre substance vitale, le carburant destiné à fournir l'énergie nécessaire à l'accomplissement de notre travail et de nos activités quotidiennes.

Pour bien fonctionner, notre organisme réclame des aliments sains et naturels. Apprenons à bien manger, en respectant notre corps de façon à ne pas ingurgiter n'importe quoi, n'importe quand et n'importe où.

La notion de plaisir doit quand même rester présente, mais toujours associée au bien-être. Il faut manger avec plaisir, certes, mais de façon consciente pour éviter que ce plaisir soit un but en soi et nous incite à trop manger.

Savoir lire les étiquettes

Lire les étiquettes est important, mais bien les comprendre est primordial. Les connaissances des consommateurs ont beaucoup évolué depuis quelques années, mais 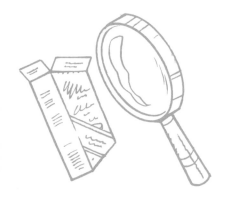 ils ont besoin d'outils plus précis pour choisir adéquatement leurs aliments.

Au cours de la dernière année, avez-vous remarqué les nouveaux tableaux de valeur nutritive sur les étiquettes des produits alimentaires? Depuis le 1er janvier 2003, Santé Canada, en collaboration avec l'Agence canadienne d'inspection des aliments (ACIA), a émis une nouvelle réglementation sur l'étiquetage des aliments. L'étiquetage nutritionnel est désormais obligatoire sur la plupart des produits alimentaires préemballés. L'industrie a jusqu'au 12 décembre 2005 pour se conformer au règlement. Une extension de deux ans supplémentaires est accordée aux petites entreprises dont le chiffre d'affaires annuel est inférieur à un million de dollars.

L'uniformité dans la présentation du tableau de valeur nutritive facilite la lecture et la comparaison entre les divers produits. Voici un exemple de cette nouvelle étiquette :

Valeur nutritive pour 125 ml (87g)		
Teneur		**% valeur quotidienne**
Calories	80	
Lipides	0.5 g	1 %
Saturés	0 g	0 %
+ trans	0 g	0 %
Cholestérol	0 mg	
Sodium	0 mg	0 %
Glucides	18 g	6 %
Fibres	2 g	8 %
Sucres	2 g	
Protéines	3 g	
Vit. A	2 %	**Vit. C** 10 %
Calcium	4 %	**Fer** 2 %

- En plus de la valeur énergétique (nombre de calories), 13 autres éléments nutritifs sont indiqués.
- Le pourcentage de l'apport quotidien recommandé permet de vérifier rapidement si l'aliment contient beaucoup ou peu d'un certain nutriment. Notons que ces pourcentages sont basés sur une alimentation de 2000 calories par jour.
- Il est maintenant obligatoire d'indiquer la quantité d'acides gras *trans* contenu dans l'aliment. Éventuellement, Santé Canada prévoit même suggérer un pourcentage maximum d'acides gras *trans* à ne pas dépasser.

❧ L'uniformisation de l'étiquetage nutritionnel permettra de choisir plus rapidement les produits. On évalue à 37 secondes le temps requis au consommateur pour effectuer son choix.

Le règlement autorise l'ajout d'autres informations facultatives sur les étiquettes :

- les allégations nutritionnelles ;
- les allégations relatives à la santé.

Les allégations nutritionnelles concernent les nutriments présents dans l'aliment : faible teneur en lipides, source de fibres, sans acides gras *trans*, sans sucre ajouté, source d'acides gras oméga-3, sans cholestérol, etc.

Les principales modifications concernent le cholestérol et les aliments légers. Ainsi, les aliments faibles en cholestérol ou en graisses saturées doivent également être faibles en graisses *trans*. De plus, l'utilisation du terme *léger* en référence à une caractéristique nutritionnelle d'un produit est permise seulement dans le cas des aliments faibles en énergie (calories) ou en lipides (gras). On doit préciser sur l'étiquette ce qui rend l'aliment *léger*. Ainsi, lorsque le terme *léger* est relié à une caractéristique telle que la texture, il faut indiquer *texture légère*.

Attention : même avec la présence d'allégations nutritionnelles, consultez toujours le tableau de valeur nutritive et la liste d'ingrédients. Les aliments *allégés* ou réduits en matières grasses contiennent généralement plus de glucides (sucres) et plus de sodium (sel) que les produits ordinaires.

Exemples		
	Mayonnaise classique (15 ml)	Mayonnaise légère (15 ml)
Matières grasses (g) :	11.2	4.6
Protéines (g) :	0.2	0.0
Glucides (g) :	0.2	1.3
Sodium (mg) :	72	100
	50 g fromage cheddar fondu ordinaire	50 g fromage cheddar fondu léger
Matières grasses (g) :	10.6	3.1
Protéines (g) :	8.2	11.7
Glucides (g) :	4.3	5.3
Sodium (mg) :	812	986
	Muffin aux carottes ordinaire	Muffin aux carottes faible en gras
Matières grasses (g) :	11	2
Protéines (g) :	6	7
Glucides (g) :	51	67
Sodium (mg) :	353	608

C'est la première fois au Canada que le *Règlement sur les aliments et drogues* permet des allégations relatives à la santé reliées au régime alimentaire. Bien entendu, ces allégations doivent reposer sur des critères scientifiques reconnus. Voici quelques exemples d'allégations permises dans le nouveau règlement :

🍇 Un régime faible en sodium peut contribuer à réduire les risques d'hypertension artérielle.

🍇 Le calcium et la vitamine D peuvent prévenir l'ostéoporose.

🍇 Les graisses saturées et les graisses *trans* augmentent les risques de maladies cardiovasculaires.

🍇 Les fruits et les légumes aident à prévenir certains types de cancer.

🍇 La gomme sans sucre prévient la carie dentaire.

Avec ces nouveaux renseignements, les consommateurs seront en mesure d'effectuer de meilleurs choix afin d'adopter de saines habitudes alimentaires.

Les arômes et les colorants

Nous reconnaissons maintenant l'importance de vérifier les premiers ingrédients de la liste, mais nous avons tendance à ignorer les derniers, les considérant comme quantités négligeables. Saviez-vous que les arômes naturels et artificiels contiennent souvent plus d'ingrédients que les aliments auxquels ils procurent du goût ? Les colorants en renferment encore davantage ! Les fabricants ne sont pas obligés de mentionner les composants des colorants et arômes dans la mesure où ils sont fabriqués à partir d'éléments chimiques « généralement reconnus inoffensifs ». Même ajoutées en quantités infinitésimales, ces substances n'en demeurent pas moins étrangères à l'organisme et l'on peut s'interroger sur leurs effets à long terme.

En matière de transformation des aliments, deux tendances s'opposent. D'une part, on enlève aux aliments leur saveur originale et leur valeur nutritive, notamment par le raffinage et par le blanchiment. D'autre part, on tente de compenser les pertes nutritionnelles par l'enrichissement et de restaurer les qualités gustatives des aliments par l'ajout de saveurs et de couleurs artificielles.

L'industrie alimentaire raffine, blanchit et aseptise les aliments pour nous vendre des produits insipides, incolores et inodores tels la farine blanche, le pain blanc commercial, les huiles végétales raffinées… La nécessité de rehausser la saveur des aliments a donné naissance à toute la panoplie d'arômes et de colorants artificiels. Aux États-Unis, l'industrie des saveurs génère annuellement des revenus de 1,4 milliard de dollars. Ces substances assurent la commercialisation des aliments transformés. Sans les aromaticiens, la restauration rapide n'existerait pas et 90 % des nouveaux aliments transformés introduits chaque année sur le marché seraient voués à l'échec!

Devons-nous exiger l'utilisation d'*arômes naturels*? Le terme semble plutôt paradoxal, puisqu'une *saveur ajoutée* constitue une entorse à la nature. L'ajout d'un arôme de fraise à un produit n'ayant aucun lien avec la fraise est une absurdité! Sachez également que les saveurs naturelles et artificielles contiennent souvent les mêmes éléments chimiques puisque seule la méthode d'extraction diffère. Avec la méthode naturelle, des solvants chimiques sont utilisés pour extraire directement d'un fruit la substance responsable de sa saveur. La méthode artificielle fabrique cette substance en laboratoire. Dans les deux cas, la saveur et le goût sont identiques. Aujourd'hui, les arômes naturels et artificiels sont fabriqués dans les mêmes usines de produits chimiques.

Parlons maintenant des *colorants naturels*. Que se cache-t-il derrière la banale appellation «couleur ajoutée» ? Les aliments transformés peuvent être colorés avec du caramel, de la mélasse ou à partir de pigments naturels provenant de la carotte ou de la betterave. D'autres substances naturelles plutôt inusitées sont également utilisées, notamment l'extrait de cochenille (ou carmin). Ce colorant est obtenu par le broyage du corps desséché d'un insecte femelle se nourrissant des petits fruits rouges d'une variété de cactus. Les larves non écloses s'imprègnent de la couleur rouge des fruits. Réduits en pigments, les insectes libèrent le carmin, qui donne aux aliments préparés une teinte rouge ou rosée. Il se retrouve dans certaines variétés de yogourt aux fraises, desserts glacés aux fruits, bonbons, etc. Végétariens… s'abstenir!

La biotechnologie permet de fabriquer des arômes de plus en plus complexes. La liste des imitations ne cesse de s'allonger. Il existe maintenant de la sauce à spaghetti *à saveur de viande* sans le moindre soupçon de viande dans la composition du produit!

Si nous devons ajouter autant d'ingrédients pour rehausser la saveur des aliments, c'est parce qu'il y manque l'ingrédient principal: LA FAIM! Nous apprécions davantage la saveur naturelle des aliments lorsque nous avons faim. Par exemple, pour inciter un enfant à manger des légumes crus, servez-les avant le repas, au moment où il a faim.

Les véritables saveurs naturelles se trouvent dans les produits frais. Malheureusement, nos papilles gustatives, émoussées par l'addition de condiments, n'arrivent plus à détecter les saveurs subtiles des aliments mis à notre disposition par Dame Nature. Pourquoi ajouter du sel aux tomates, concombres, maïs en épi ou du sucre aux fraises? Savourez-les à leur état naturel en choisissant de préférence des fruits et légumes de saison pour en retirer le maximum de saveur.

Acheter des produits frais ou à *ingrédient unique* représente également une économie de temps, nous épargnant la lecture de toutes les étiquettes et listes d'ingrédients. Ces aliments se trouvent la plupart du temps le long des murs des épiceries à grande surface. Empruntez les rangées du centre seulement si nécessaire.

En fonction des ressources disponibles dans votre région, vous pourriez effectuer vos achats de façon différente, en deux étapes :

- Vous procurer les produits frais au marché local, à la fruiterie ou directement des producteurs.
- Acheter les denrées non périssables dans une coopérative d'aliments naturels ou biologiques (céréales, légumineuses, noix, graines et fruits séchés).

L'alimentation *simplifiée* suggère-t-elle le végétarisme? Bien sûr que non, car les choix alimentaires doivent être respectés dans la mesure où l'on choisit des produits de qualité, consommés en quantités modérées. Si les menus suggérés au chapitre 3 sont souvent végétariens, c'est surtout pour aider les non-végétariens à introduire dans leur alimentation quelques repas sans viande et pour démontrer que la cuisine végétarienne ne nécessite pas des recettes élaborées. La section suivante vous aidera à mieux comprendre le végétarisme et à le pratiquer correctement.

Le végétarisme

Le végétarisme gagne de plus en plus d'adeptes. Certaines personnes adoptent une alimentation végétarienne à l'occasion d'un virage santé. D'autres le font par souci écologique : le végétarisme permet de nourrir plus d'êtres humains et favorise le respect de tous les êtres vivants. Des raisons de santé, de philosophie, de religion et d'économie motivent parfois ce choix.

Par définition, le végétarisme consiste en un mode alimentaire excluant tout produit d'origine animale. Par contre, il existe quelques variantes plus ou moins restrictives :

Régime végétarien strict (ou végétalien) : consommation de fruits, légumes, noix, produits céréaliers, légumineuses, algues.

Régime lacto-végétarien : on ajoute les produits laitiers aux aliments précités.

Régime ovo-lacto-végétarien : en plus des produits laitiers, l'œuf est ajouté au menu.

Régime semi-végétarien : ajout du poisson au régime ovo-lacto-végétarien.

Régime sans viande rouge : régime mixte, excluant bœuf, veau, porc, agneau, cheval, abats…

La notion de *végétarisme* varie donc beaucoup d'un individu à l'autre. Pour cette raison, les statistiques sont difficiles à interpréter. *Canadian Eating Trends Study,* une étude effectuée par le ministère de l'Agriculture et de l'Alimentation du Canada en 1998 auprès de 24 000 familles canadiennes, nous donne les résultats suivants :

Pourcentage des types de végétarisme	
Végétaliens (aucun produit animal) . . .	moins de 0.5 %
Ovo-lacto-végétariens	0.5 %
Semi-végétariens (incluant le poisson)	0.4 %
Semi-végétariens (incluant poisson et poulet) . . .	1.4 %
Végétariens (sans viande rouge ni autre produit animal)	2.7 %
Non-végétariens	97.3 %

Il est cependant à noter que même si le pourcentage de vrais végétariens reste faible, beaucoup de personnes ont adopté des habitudes végétariennes durant leurs repas, et ce, plusieurs jours par semaine.

Valeur nutritive

Le régime végétarien est sain et offre les qualités nutritionnelles adéquates avec la consommation de quantités suffisantes d'aliments de chacun des groupes suivants :

Produits laitiers* : calcium, riboflavine, vitamine B 12, protéines, vitamine D (lait).
Fruits et légumes : vitamines, minéraux et fibres.
Pain et céréales à grains entiers : vitamines du complexe B, fer et fibres.
Légumineuses, noix et graines : protéines, fer et minéraux.

Avantages sur la santé du régime végétarien
• Diminution des risques de maladies cardiovasculaires • Taux de cholestérol total moins élevé • Taux de cholestérol LDL (dit mauvais) moins élevé • Diminution de l'hypertension • Diminution des risques de diabète non insulino-dépendant • Diminution des risques de cancer du côlon, du poumon et du sein • Moins d'embonpoint et d'obésité • Moins d'ostéoporose

* Les personnes excluant tout produit laitier de leur alimentation doivent prendre un supplément de vitamine B12 ou boire deux tasses de boisson de soya enrichie par jour. Lors de l'enrichissement, cette vitamine est ajoutée au lait de soya. Sinon, elle se retrouve uniquement dans les aliments d'origine animale.

Il existe différents modèles de guides alimentaires végétariens. Le graphique ci-dessous est tirée du *Guide des bons gras* de Renée Frappier et Danielle Gosselin :

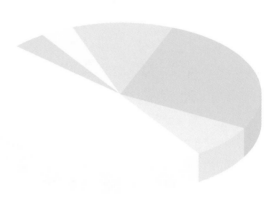

Guide alimentaire végétarien

Fruits 2 à 3 portions
Légumes 3 à 7 portions

Produits laitiers 2 portions
Pains et céréales 5 à
12 portions

Légumineuses 1 portions
Noix et graines 1 portion

Complémentarité des protéines

L'efficacité des protéines est reliée à la présence de huit acides aminés (constituants de base des protéines). Ces derniers sont dits essentiels parce que l'organisme humain ne peut pas les fabriquer. Ils doivent donc provenir des aliments. Dans l'exemple suivant, comparons la protéine à une chaîne et les acides aminés aux maillons de cette chaîne :

Protéines complètes :

OOOOOOOO
1 2 3 4 5 6 7 8

Protéines animales : viandes, volailles, poissons, œufs et produits laitiers.

Protéines incomplètes :

O OOOOOO
1 2 3 4 5 6 7 8

Produits céréaliers, noix et graines

◯◯◯◯◯◯   ◯   Légumineuses (haricots secs, pois secs,
1 2 3 4 5 6 7 8   lentilles), tofu et boisson de soya

Ainsi, comme l'illustrent les exemples ci-dessus, les noix consommées seules s'avèrent incomplètes. Il leur manque l'acide aminé n° 2 : l'efficacité de la protéine est alors amoindrie et l'organisme ne l'utilise qu'en partie. Mais si on combine les noix avec le tofu, l'acide aminé n° 2 est ajouté. À leur tour, les noix viennent combler l'acide aminé n° 7 présent en quantité insuffisante dans les légumineuses.

Pendant l'enfance, l'adolescence, la grossesse et la lactation, il est essentiel d'assurer la complémentarité des protéines végétales à chaque repas. Durant ces étapes de la vie, les besoins en protéines sont plus élevés. Par contre, les adultes pourraient atteindre cet équilibre au cours de la journée en consommant des aliments complémentaires durant une période de 12 à 24 heures.

Complémentarité des protéines végétales

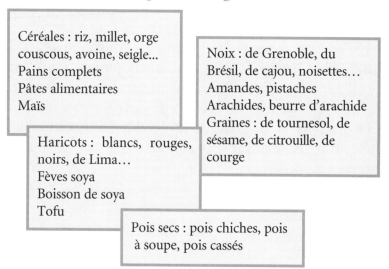

Céréales : riz, millet, orge
couscous, avoine, seigle...
Pains complets
Pâtes alimentaires
Maïs

Noix : de Grenoble, du
Brésil, de cajou, noisettes...
Amandes, pistaches
Arachides, beurre d'arachide
Graines : de tournesol, de
sésame, de citrouille, de
courge

Haricots : blancs, rouges,
noirs, de Lima...
Fèves soya
Boisson de soya
Tofu

Pois secs : pois chiches, pois
à soupe, pois cassés

À toutes les époques, des gens ont pratiqué le végétarisme. Parmi les nombreux végétariens célèbres, citons Pythagore : il se nourrissait de pain et de miel, avec des légumes pour dessert ! Gandhi ne mangeait que pour se tenir en vie et consommait des dattes, des noisettes, du lait de chèvre et du pain (le plus noir possible). Hitler avalait d'énormes platées de riz et de légumes et ne touchait jamais à la viande, alors que Mussolini fut végétarien pendant plusieurs années avant de revenir au régime carné.

Certains, comme Montaigne et Jean-Jacques Rousseau, furent des végétariens à mi-temps.

La liste des végétariens célèbres est encore longue : Wagner, Tolstoï, Paul McCartney…

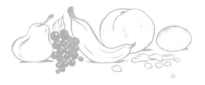

Les aliments biologiques

Différentes raisons conduisent les consommateurs à manger *bio*. Certains le font pour améliorer leur santé par une alimentation plus saine, alors que d'autres choisissent cette pratique pour la protection de l'environnement afin de favoriser la biodiversité et le développement durable. Pour plusieurs, manger *bio* est un mode de vie alliant toutes ces raisons :

• Respect de l'environnement
• Santé et vitalité
• Plaisir et bien-être

Afin de répondre à la demande grandissante des consommateurs, plusieurs magasins ont aménagé des sections *bio*. Ces produits se trouvent maintenant non seulement dans les magasins d'aliments naturels, mais également dans les marchés d'alimentation, les marchés publics et même dans certains restaurants et petites épiceries de quartier. On y trouve une variété de 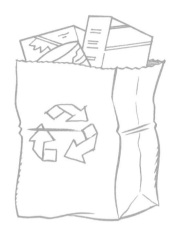 produits frais et transformés : fruits, légumes, produits céréaliers, viandes, produits laitiers, vin, café, chocolat, aromates, conserves, surgelés et aliments préparés. Comment savoir si ces produits sont conformes aux normes «biologiques»? Le rapport qualité/prix justifie-t-il l'investissement supplémentaire?

Pour s'assurer de l'intégrité biologique du produit, il faut d'abord rechercher la certification. Au Québec, tout produit dont l'étiquette comporte l'usage du terme *biologique* doit avoir été attesté par un organisme de certification accrédité par le CAQ (Conseil d'accréditation du Québec). L'appellation *biologique* englobe également les termes *organique, écologique, biodynamique,* ainsi que leurs diminutifs *bio* et *éco* amenant les consommateurs à déduire qu'il s'agit d'un produit issu de l'agriculture biologique. Il ne faut pas se fier uniquement aux termes *naturel* ou *santé*: l'important est de vérifier la présence du sceau de certification sur l'emballage. Pour les produits sans emballage (comme les fruits et légumes), le marchand peut installer une bannière affichant la certification biologique. Il existe cinq principaux organismes de certification reconnus au Québec et dans le monde entier :

- Garantie-Bio
- OCQV *(organisme de certification Québec Vrai)*
- OCIA *(Organic Crop Improvement Association)*
- QAI *(Quality Insurance International)*
- FVO *(Farm Verified Organic)*

Ces organismes procèdent à des vérifications régulières pour s'assurer du respect des normes par leurs membres. Les normes biologiques de référence sont les suivantes :

	Interdiction	Promotion
Cultures	Pesticides, herbicides Fertilisants de synthèse Boues d'épuration Semences issues d'OGM	Désherbage mécanique, chimiques ou thermique, lutte biologique pour protéger les cultures Rotation des cultures Usage d'engrais naturels, épandage de matières organiques et compostées Semences originales
Élevage	Antibiotiques, hormones de croissance Régime contenant des farines animales	Thérapeutiques parallèles, homéopathie Fourrages cultivés selon les normes biologiques sans OGM
	Surpopulation animale dans des bâtiments fermés	Conditions de vie décentes, espace pour bouger, lumière solaire, air frais
Produits transformés	Colorants chimiques : arômes artificiels, additifs de synthèse, agents de conservation, irradiation	Méthodes de transformation préservant l'environnement et l'intégrité de l'aliment

Il existe aussi un système complexe d'étiquetage et de numérotation permettant de retracer la filière agroalimentaire franchie par l'aliment depuis la ferme jusqu'à l'assiette du consommateur : il s'agit de la traçabilité.

Des études américaines et britanniques démontrent une diminution de la teneur en vitamines et minéraux des fruits et légumes frais au cours des dernières années. Ces changements coïncident avec l'avènement de pratiques agricoles modernes, notamment l'emploi de pesticides et d'engrais chimiques.

La valeur nutritive des produits bio est-elle supérieure à celles des autres produits ? Une étude intéressante publiée en 2001 dans *The Journal of Alternative and Complimentary Medecine* soutient la supériorité nutritionnelle des aliments biologiques par rapport aux aliments ordinaires. Virginia Worthington, de l'Université John Hopkins au Maryland, a fait ressortir les principales différences observées dans la littérature scientifique entre les végétaux biologiques et les non biologiques. Elle a considéré 41 recherches différentes pour comparer 35 éléments nutritifs. Ses comparaisons démontrent que les taux de vitamine C, de magnésium et de phosphore sont plus élevés dans les légumes *bio* que dans les produits de l'agriculture traditionnelle. De plus, la quantité de nitrates (substance toxique) serait 15 % moins élevée dans les végétaux biologiques que leurs homologues traditionnels. Plus concrètement, pour cinq légumes différents, le tableau de la page suivante nous donne un ordre de grandeur :

Légume bio	Vitamine C	Fer	Magnésium	Phosphore
Laitue	+17	+17	+29	+14
Épinard	+52	+25	+13	+14
Carotte	- 6	+12	+69	+13
Pomme de terre	+22	+21	+ 5	0
Chou	+43	+41	+40	+22

Les résultats de cette recherche appuient ceux d'une étude allemande menée en 1995 (Woese *et al.*) selon laquelle les pesticides et les engrais chimiques auraient des effets indésirables sur la fertilité du sol et le métabolisme des végétaux. Les types de pesticides ou d'engrais utilisés affecteraient différemment les végétaux. De plus, les méthodes préconisées par l'agriculture biologique contribueraient à la conservation de la santé et de la fertilité du sol en fournissant les éléments nutritifs aux micro-organismes bénéfiques présents dans la terre.

Mais attention! Les aliments biologiques ne sont pas forcément gage de santé. Un aliment de faible valeur nutritive ne sera pas plus nutritif s'il est certifié *bio*. Par exemple : les biscuits et les croustilles *bio* ne sont pas considérés comme des aliments nutritifs. D'un autre côté, les fruits et légumes traditionnels ont leur place dans une alimentation saine même s'ils ne sont pas *bio*.

Commencez d'abord par faire le ménage de votre garde-manger à l'aide de la méthode suggérée au début de ce chapitre. Vous adopterez ainsi une alimentation simple et naturelle, intégrant les trois critères de base : équilibre, variété et modération. Il serait également sage de considérer l'ensemble de vos habitudes de vie : à quoi sert d'acheter des aliments *bio* si l'on continue à fumer et à rester inactif?

---

* Les signes + et – renvoient aux aliments traditionnels qui servent de point de comparaison. Par exemple, la vitamine C est 17 % plus abondante dans la laitue bio que dans la laitue non bio.

Si vous avez déjà de bonnes habitudes de vie et que l'aventure *bio* vous tente, vous pouvez participer à deux projets intéressants :

- l'agriculture soutenue par la communauté (ASC) ;
- le commerce équitable.

L'Agriculture soutenue par la communauté (ASC)

L'ASC a débuté en Europe vers le milieu des années 80, mais c'est en 1996 qu'a démarré le Réseau québécois des projets d'Agriculture soutenue par la communauté. Ce mouvement fut implanté par Équiterre, un organisme québécois à but non lucratif voué à la promotion de choix écologiques et socialement équitables.

Il s'agit d'une formule selon laquelle le consommateur (ou partenaire) achète dès le printemps une part de la récolte d'un producteur *bio* local. Pendant la période des récoltes, de juin à septembre, les producteurs distribuent aux consommateurs un panier de produits biologiques à chaque semaine. Les points de chute des paniers se trouvent soit en ville ou en banlieue et les partenaires choisissent l'endroit où ils désirent prendre livraison de leur panier.

Le prix du panier varie d'une ferme à l'autre, mais se situe généralement dans la fourchette suivante :

- 10-18 $ /semaine (panier pour 1 personne) ;
- 15-29 $ /semaine (panier pour 2 personnes) ;
- 20-38 $ /semaine (panier familial).

Les partenaires peuvent compter sur des produits frais, la plupart du temps cueillis la journée même, certifiés *bio*, à un prix de 10 à 50 % inférieur à celui des produits biologiques offerts dans les magasins.

Cette formule permet également aux producteurs de recevoir des entrées de fonds au moment où ils doivent régler 90 % des dépenses reliées à la production, ce qui peut assurer leur survie dans bien des cas. Par contre, les consommateurs ne connaissent pas à l'avance le contenu de leur panier, la quantité et la composition étant laissées à la discrétion de Dame Nature. C'est une boîte à surprises hebdomadaire ! Le choix des denrées varie selon les spécialités de la ferme. On peut s'attendre à recevoir de 6 à 12 sortes de légumes différents chaque semaine et, la plupart du temps, un panier d'échange permet de remplacer un ou deux produits. Mais il faut laisser un peu de place à la découverte. Personnellement, j'ai pu ainsi goûter à différentes variétés de légumes de chez nous, introuvables dans les épiceries. Notre producteur nous facilitait la tâche en incluant dans chaque panier une feuille explicative de ses produits et des recettes pour les apprêter.

Les quantités varient également en fonction du moment de la saison. Habituellement, les paniers sont moins garnis en début de saison, mais cela s'équilibre par la suite.

Seulement quelques fermes du réseau des ASC peuvent présentement fournir des légumes en hiver (approximativement de novembre à mars). Cela suppose qu'elles aient planifié des récoltes supplémentaires et aient entreposé et distribué des légumes se conservant bien en dehors de la saison de production.

L'ASC offre également une dimension sociale facultative. Les projets peuvent inclure des rencontres, des fêtes soulignant les récoltes, des journées de travail à la ferme et des évaluations, autant à l'initiative des producteurs qu'à celle des partenaires.

Maintenant, le Réseau regroupe une soixantaine de fermes québécoises desservant plus de 4500 familles. Pour recevoir des paniers, on doit s'inscrire directement auprès de la ferme au début du printemps. L'organisme Équiterre distribue gratuitement la liste des fermes participantes sur demande. Vous trouverez les coordonnées d'Équiterre dans la bibliographie.

Certains commerces tels que les coopératives d'aliments naturels et biologiques se soucient aussi de la qualité de leurs produits tel que mentionné précédemment.

Le commerce équitable

Les menus proposés au chapitre 3 favorisent principalement l'achat de produits locaux. C'est l'un des principes du concept de simplicité. Par contre, la saison des récoltes étant plutôt courte, particulièrement au Québec, il serait difficile de consommer exclusivement des produits locaux sans sacrifier la variété et le plaisir de la découverte !

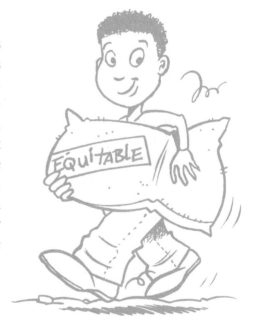

Nous consommons des produits importés des pays du Sud : riz, thé, café, chocolat, bananes… Mais au-delà des saveurs exotiques, pensons-nous à ces femmes et ces hommes (parfois même aux enfants) qui produisent, récoltent et nourrissent la planète ? Comment s'assurer que ces gens reçoivent le juste prix pour leur travail ?

Dans l'exemple précédent, nous avons proposé une façon de nous procurer des denrées de qualité tout en encourageant nos producteurs locaux. Pour les produits importés, un moyen similaire existe : le commerce équitable.

Le commerce équitable se préoccupe d'abord des producteurs. Son principe fondamental consiste à leur garantir un juste prix pour leur travail, c'est-à-dire un prix leur permettant à la fois de couvrir leurs coûts de production et de faire vivre dignement leur famille.

Pour tout achat de produits équitables, 15 à 30 % de l'argent déboursé est remis directement aux producteurs, alors que dans le cadre du commerce traditionnel, ce pourcentage dépasse rarement 5 %, le reste étant partagé entre les nombreux intermédiaires.

Les principes de base du commerce équitable sont les suivants :

- ❦ Commerce direct : Les organisations de commerce équitable (OÉC) achètent directement aux producteurs regroupés en coopératives.
- ❦ Prix juste : Les OÉC et les producteurs fixent ensemble un prix tenant compte des coûts de production et des besoins des familles (santé, formation, protection sociale…).
- ❦ Crédit : Des systèmes de préfinancement sont mis en place. Les coopératives ont accès à un paiement à l'avance ou un prêt à un taux d'intérêt accessible de la part des acheteurs du Nord.
- ❦ Engagement : Les coopératives peuvent compter sur l'assurance que les OÉC achèteront leurs produits régulièrement et à long terme.
- ❦ Protection de l'environnement : La majorité des coopératives impliquées dans le commerce équitable pra-

tiquent une agriculture biologique. En plus de contribuer à la conservation de la biodiversité, cela représente une façon de protéger les travailleurs en ne les exposant pas à des produits toxiques.

🍇 Développement communautaire : Les bénéfices des coopératives servent à développer des projets communautaires pour améliorer leurs conditions de vie et leur autonomie (écoles, garderies, bibliothèques…) ou pour perfectionner leurs méthodes de production.

C'est en Europe que ce mouvement a pris le plus d'ampleur. Il existe actuellement plus de 70 000 points de vente disséminés sur tout le continent. Au Québec, il s'implante plus lentement et c'est surtout avec le café qu'il fut mis de l'avant. Nous utiliserons d'ailleurs l'exemple de ce produit pour expliquer cette pratique. Comparons d'abord l'itinéraire du café issu du commerce traditionnel avec la route franchie par le café équitable :

Route traditionnelle   Route équitable

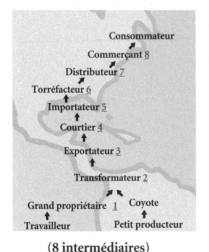

(8 intermédiaires)

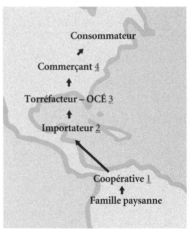

(4 intermédiaires)

---

*   Source : Équiterre

Au Québec, l'organisme Équiterre a mis sur pied la campagne « Un juste café ».

Son équipe d'employés organise diverses activités de sensibilisation auprès du public et encourage les commerçants à rendre le café équitable plus accessible. Vous pouvez obtenir auprès de cet organisme la liste des points de vente de café équitable au Québec. Les coordonnées sont indiquées à la fin du volume.

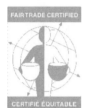

Comment être sûr que notre café est vraiment *équitable*? À l'image de la certification biologique, des organisations vérifient les produits afin de s'assurer que les critères du commerce équitable sont respectés. Au Canada, depuis 1994, l'organisme *Fair Trade Mark Canada* appose le logo « Transfair » sur le café équitable répondant aux principes décrits précédemment.

Depuis 1996, le nombre de points de vente de café équitable au Québec est passé de 2 à 1000. Le taux de croissance annuel du commerce équitable est de 5 % au niveau mondial (10 % en Italie !). En 1995, on estimait à 800 000 producteurs (environ 5 millions d'individus) le nombre de partenaires du Sud impliqués dans le commerce équitable. De plus en plus, les consommateurs d'aujourd'hui exigeront, à prix équivalent ou légèrement supérieur, un produit fabriqué dans des conditions équitables. Le rapport qualité/prix devient alors… qualité de vie/prix.

Les OGM

Au cours de la dernière décennie, un des sujets les plus controversés est sans contredit celui des OGM (organismes génétiquement modifiés). La recherche va-t-elle trop vite ?

Le gouvernement peut-il promouvoir les OGM et en même temps protéger les consommateurs? Ces derniers y trouvent-ils leur compte?

Qu'est-ce qu'un OGM? Analysons d'abord chacune des lettres de ce sigle pour mieux en saisir la signification :

✤ O= Organisme : Tout organisme vivant est constitué de cellules, chacune pourvue d'un noyau.

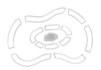

✤ G = Génétiquement (provient du mot «gène») : À l'intérieur des noyaux de chaque cellule se trouve une molécule appelée ADN. Elle ressemble à un escalier en colimaçon. Chaque marche de l'escalier représente un gène. Dans l'ADN, se trouve toute l'information servant à fabriquer l'organisme vivant. C'est le «code génétique». Il diffère pour chaque individu, mais sa forme est toujours semblable.

Structure de l'ADN

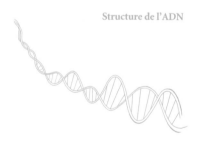

✤ M = Modifié : Chaque gène possède des propriétés spécifiques. Par exemple, un gène particulier détermine la couleur de nos yeux ou de nos cheveux. Certaines techniques permettent maintenant de transplanter un gène d'une espèce à une autre dans le but de lui faire acquérir certaines propriétés. Par exemple, si l'on veut produire une fraise qui résiste au gel, il s'agit d'abord de trouver une espèce qui possède cette caractéristique (un poisson de mer notamment). On isole ensuite le gène responsable de sa résistance au froid et on l'insère dans l'ADN de la fraise. C'est ce qu'on appelle la *transgénèse*.

Certes, il s'agit là d'une explication sommaire pour illustrer un processus dont la complexité dépasse le cadre de ce livre. Avant de commercialiser un OGM, il faut respecter un lourd protocole scientifique. Selon les chercheurs, la première plante génétiquement modifiée remonte à 1983. En 1995, les États-Unis commercialisent le premier maïs transgénique. Or, si les États-Unis dominent dans ce domaine, le Canada se trouve aussi parmi les nations participant à la course aux OGM.

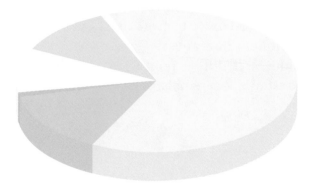

Surface de culture transgénique par pays en 1997

États-Unis – 63 %	Australie – 1 %	Argentine – 11 %
Chine – 14 %	Canada – 10 %	Mexique – 1 %

Où trouve-t-on les OGM ? Au Québec, en l'an 2000, 75 % du canola était transgénique contre 35 % du maïs et 15 % du soya. Un sondage réalisé en 2001 par le journal *Le Devoir* estime que 90 % des Québécois sont en faveur de l'étiquetage obligatoire des aliments contenant des OGM. Pourtant, de 60 à 75 % des aliments transformés vendus dans nos épiceries pourraient contenir des produits dérivés des OGM sous la forme :

❧ d'aliments :
- à base de maïs : farine et semoule, huile, croustilles, céréales à déjeuner ;
- à base de soya : sauce, huile, tofu, crèmes-desserts à base de tofu ;
- à base de canola : huile.

❧ d'ingrédients :
- farine de maïs : dans le pain, les biscuits, les céréales…
- flocons de maïs : dans les barres de céréales…
- semoule de maïs : dans les biscuits, la chapelure,la bière, les céréales, les muffins anglais, certains pains…
- amidon de maïs : dans les plats cuisinés, les sauces, la charcuterie, les crèmes-desserts, les préparations pour desserts déshydratées, les potages, les pâtisseries, certains yogourts, certains petits pots pour bébés…
- dérivés de l'amidon de maïs (sirop de glucose, dextrose, maltodextrines…) : dans les sauces, les biscottes, les barres de céréales, la bière, les potages, les biscuits, la crème glacée, certains yogourts et desserts…
- farine de soya : dans le pain, les pâtisseries…
- protéines de soya : dans les plats cuisinés, la charcuterie…

❧ d'additifs :
- lécithine de soya, amidon de maïs modifié…

Pour plus d'informations, vous pouvez consulter le répertoire publié en 2003 par Greenpeace : *Guide des produits avec ou sans OGM*. La mise à jour de ce répertoire est faite périodiquement et se trouve sur le site Internet : www. greenpeace.ca

Comment réduire sa consommation d'aliments
contenant des OGM ? Deux moyens sont à votre
portée :

- Suivre la méthode proposée au début du chapitre, c'est-à-dire faire le *grand ménage* du garde-manger, consommer surtout les aliments sous leur forme naturelle et réduire sa consommation d'aliments transformés.
- Acheter des aliments biologiques, surtout ceux à base de maïs, de soya ou de canola : par exemple du tofu, boisson de soya, etc.

Les OGM sont-ils dangereux ? Présentent-ils de véritables risques ? Les craintes de certains citoyens face à la manipulation génétique sont-elles justifiées ? On connaît encore trop peu les impacts à long terme des aliments génétiquement modifiés sur la santé humaine. Cependant, plusieurs études récentes incitent à la prudence en rappelant leurs risques potentiels :

🌿 Risques d'allergies : Un gène est une protéine. Or, les protéines sont impliquées dans les allergies alimentaires. «Si vous transférez un gène dans un produit alimentaire, on ne connaît pas exactement l'impact de ce gène sur les protéines déjà présentes dans la plante. Il faut étudier avec beaucoup de soin les protéines de ce nouveau produit pour vérifier si elles sont restées intactes ou si elles se sont modifiées», explique André Pennincks, de l'Institut de recherche sur la nourriture et la nutrition, aux Pays-Bas. Mais les connaissances dans ce domaine sont encore très réduites et on est bien loin de connaître la quantité de protéines nécessaires pour déclencher une allergie chez telle ou telle personne.

❦ **Risques de résistance des bactéries aux antibiotiques :** Au cours du processus de transgénèse, on utilise un antibiotique et un marqueur pour s'assurer que la plante résiste aux bactéries. Les fabricants de ces plantes nient le danger sous prétexte qu'étant des protéines, les gènes sont digérés avant d'atteindre le gros intestin. De son côté, l'immunologiste Robert Havenaar, de l'Institut de recherche sur la nourriture et la nutrition aux Pays-Bas, soutient qu'une plante n'est pas toujours complètement digérée après son passage dans l'estomac et le petit intestin. Certaines plantes continueraient leur digestion dans le gros intestin et pourraient libérer de l'ADN. La dégradation rapide de cet ADN laisserait tout de même un peu de temps aux bactéries du gros intestin pour échanger des informations avec les nouveaux gènes afin de résister aux antibiotiques. Cette situation pourrait diminuer la sensibilité d'une personne à certaines familles d'antibiotiques. Bien que cette possibilité soit théorique, elle demeure réelle.

❦ **Risques écologiques :** Mentionnons également les risques écologiques, la pollution génétique engendrée par les échanges de pollens entre les plantes sauvages et les plantes cultivées avec des OGM.

Au Canada, quatre agences sont mandatées pour analyser et examiner la situation :

- Santé Canada (qui joue un rôle prépondérant)
- Agriculture Canada
- Agence canadienne d'inspection des aliments
- Environnement Canada

Chaque fois qu'une entreprise de biotechnologie désire commercialiser un OGM, elle doit convaincre Santé Canada que son produit n'est pas toxique et qu'il est aussi nourrissant que son homologue non modifié. Les contrôles sont effectués seulement sur la valeur nutritive et l'absence de toxicité. Mais les laboratoires de Santé Canada ne disposent pas de ressources suffisantes pour effectuer les recherches approfondies. Ils se fient aux données fournies par les entreprises et en vérifient la validité selon leurs possibilités…

Sommes-nous plus avancés? La biologiste Myriam Van Gool, de Greenpeace, recommande de s'en remettre à la sagesse de l'antique proverbe : « Dans le doute, abstiens-toi ! » Ainsi, avant de commercialiser un nouveau produit, il faudrait s'assurer de l'absence de risque pour la santé. En réalité, ce principe représente l'attitude d'une majorité de consommateurs. Il a d'ailleurs été adopté par le parlement européen en 1999 !

Dame Nature sait ce qu'elle fait. Lorsqu'on modifie son équilibre, il y a toujours un prix à payer… En ce qui concerne les OGM, il ne s'agit pas d'utiliser un discours alarmiste, mais bien d'adopter une attitude prudente.

Dans le domaine de l'alimentation, les situations paradoxales sont fréquentes : d'un côté, on redoute les OGM à cause des risques potentiels ; de l'autre, on continue à se nourrir de fritures et de pâtisseries contenant des gras *hydrogénés* aux effets nocifs bien documentés ! Un peu de cohérence, s'il vous plaît…

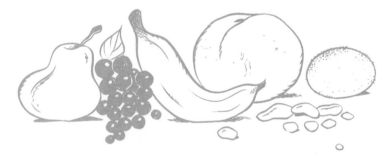

Petit guide pour une alimentaion simple et naturelle

Une fois l'inventaire puis le ménage de notre garde-manger réalisés, encore faut-il que ce dernier encourage tout et chacun à de nouvelles habitudes alimentaires plus saines ? Ci-dessous, huit règles pour une alimentation simple et naturelle :

1. Se nourrir principalement d'aliments sous leur forme naturelle.
2. Manger beaucoup d'aliments crus.
3. Changer le moins possible la nature organique de nos aliments. Par exemple, faire cuire le moins longtemps possible en utilisant une méthode de cuisson douce (à la vapeur de préférence).
4. Consommer les aliments entiers avec leur peau et tous leurs constituants comestibles. Couper, hacher et broyer seulement si cela s'avère nécessaire afin de limiter la perte de substances nutritives.
5. Choisir fréquemment des aliments durs pour nous inciter à mastiquer.
6. Limiter ou éviter l'ajout de sauces, de condiments et de sucre, de façon à apprécier la saveur naturelle des aliments.
7. Miser sur la fraîcheur des denrées. Les produits locaux et saisonniers regorgent de saveur et de nutriments.
8. Préférer l'eau à toute autre boisson.

Le coût d'une alimentation naturelle

Manger sainement coûte-t-il plus cher ? Il est difficile de répondre à cette question simplement par l'affirmative ou la négative. Les sommes consacrées à l'alimentation dépendent de plusieurs facteurs :

- la qualité et la quantité d'aliments à acheter ;
- le revenu individuel ou familial ;
- la façon d'administrer son budget ;
- les valeurs et priorités individuelles.

Cependant, on note que les produits frais, nutritifs et biologiques coûtent généralement plus cher que les produits manufacturés. En voici quelques exemples :

Choix santé	Autre choix
1 fruit frais : **0,50 à 1,00 $**	1 barre tendre : **0,35 à 0,45 $**
2 litres de lait 2 % : **2,47 $**	2 litres de boisson gazeuse : **0,99 à 1,79 $**
1 pain intégral (650 g) : **3,99 $**	1 pain tranché (675 g) : **1,89 $**
1 litre d'huile d'olive extra-vierge : **17,99 $**	1 litre d'huile végétale raffinée : **3,19 $**
100 g de chocolat noir (70-90 % de cacao) : **4,13 $**	2 x 50 g de chocolat au lait : **1,82 $**
5 pains azymes : **2,49 $**	10 tortillas au blé : **1,89 $**
400 g de cheddar : **4,89 $**	500 g de fromage transformé : **2,99 à 3,59 $**
400 g de poisson frais : **6,99 à 9,99 $**	400 g de poisson pané surgelé : **3,59 $**
750 g de yogourt nature biologique : **3,99 $**	750 g de yogourt aromatisé : **2,99 $**
200 g d'amandes naturelles : **3,99 $**	250 g de croustilles : **2,99 $**
900 g de pâtes de blé entier : **3,82 $**	900 g de pâtes blanches : **1,79 $**

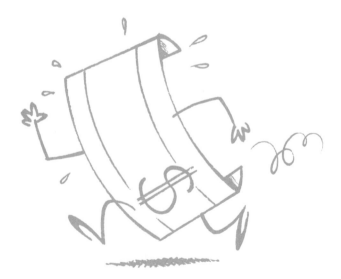

SIMPLIFIEZ VOTRE ALIMENTATION

Presque tous les articles coûtent plus cher et la facture augmente davantage avec l'achat de produits biologiques. Notons également que les rabais offerts par les grandes chaînes d'alimentation concernent rarement les aliments les plus nutritifs ! Pour arriver à boucler leur budget, les individus et les familles à faible revenu doivent faire de nombreux compromis s'ils veulent se nourrir sainement. Différentes solutions peuvent être envisagées :

- ☙ Devenir végétarien : les produits carnés sont plus dispendieux que les autres sources de protéines (œufs, tofu, légumineuses…).
- ☙ Restreindre la variété : n'acheter que les fruits et légumes saisonniers. Durant l'été, c'est l'abondance, mais de novembre à avril, le choix est plutôt restreint !
- ☙ Diminuer les quantités : ce conseil s'adresse évidemment aux personnes qui mangent de bonnes portions !
- ☙ Revoir son budget : accepter de dépenser davantage pour mieux se nourrir et restreindre d'autres dépenses.

La dernière solution mérite d'être considérée sérieusement. Examinons-la de plus près à l'aide de deux exemples concrets. Sans toutefois refléter ce que vit l'ensemble de la population, ces situations réelles démontrent notre pouvoir décisionnel face à notre alimentation.

Exemple 1 : Famille à revenu moyen comprenant deux adultes et trois adolescents. Ils mangent assez souvent au restaurant. Leur panier d'épicerie se compose majoritairement d'aliments sains. À l'été 2001, pour des raisons de santé, ils diminuent la fréquence des repas pris à l'extérieur. Les effets positifs ne tardent pas à se faire sentir. En 2002, ils décident d'améliorer davantage leur alimentation en consommant plus de produits frais et d'aliments biologiques. Suivons l'évolution de leur budget alimentaire sur une période de trois ans :

	2000	2001	2002
Épicerie hebdomadaire	260,25 $	257,97 $	294,59 $
Restaurants, cafétérias, cafés...	109,50 $ (30 %)*	90,06 $ (25 %)*	45,39 $ (14 %)*
TOTAL (alimentation)	**369,75 $**	**348,03 $**	**339,98 $**

En réduisant de moitié les repas et collations consommés au restaurant, ils dépensent davantage pour acheter des aliments nutritifs, tout en diminuant légèrement le montant total consacré à l'alimentation.

Le prochain exemple nous présente un cas différent. Les personnes vivant seules avec un petit revenu ont plus de difficulté à bien se nourrir. C'est souvent le cas de plusieurs étudiants et personnes âgées.

Exemple 2 : À l'automne 2001, je donnais un cours sur le budget alimentaire à un groupe d'universitaires. Ils devaient calculer le coût hebdomadaire de leur panier d'épicerie, ainsi que celui des aliments consommés à l'extérieur.

Voici les résultats :

	coût moyen	écart
Épicerie hebdomadaire	45,56 $	(13 à 70 $)
Restaurants, cafétérias, machines distributrices, cafés	29,89 $ **	(6,53 à 75 $)
Total :	**75.45 $ / semaine**	

---

*   Ces chiffres représentent le pourcentage du budget alimentaire total consacré aux repas pris à l'extérieur.
**   Il est à noter que les aliments consommés à l'extérieur représentaient près de 40 % du budget alimentaire total.

Ils devaient ensuite comparer le coût de leur panier d'épicerie avec les montants calculés par le Dispensaire diététique de Montréal (DDM). Pour l'automne 2001, le DDM évaluait le coût minimum d'un régime nutritif à :

- 36,84 $ /semaine pour une femme
- 47,71 $ /semaine pour un homme

À l'aide du *Guide alimentaire canadien,* ils devaient dresser une liste d'épicerie hebdomadaire correspondant aux montants établis par le DDM, tout en considérant leurs diverses contraintes :

- le manque de temps pour cuisiner (plusieurs travaillent à temps partiel en plus d'étudier) ;
- le manque d'équipement ;
- le budget restreint ;
- la valeur nutritive du menu.

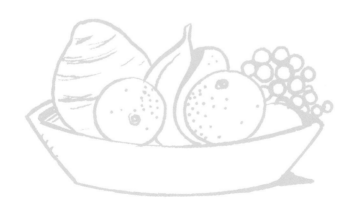

La liste suivante a été établie par une étudiante du groupe. Il s'agissait d'une semi-végétarienne (consommant poissons, œufs et produits laitiers).

Répartition du budget alimentaire
(selon le *Guide alimentaire*) :
Montant hebdomadaire calculé : 36,97 $

Produits laitiers : 3 portions/jour = 21 portions/semaine   7,85 $
2 litres de lait 2 %
750 ml de yogourt
400 g de fromage mozzarella

Fruits et légumes : 5 portions/jour = 14 fruits + 21 légumes/semaine   10,15 $
2 pommes + 2 poires + 3 bananes
1 boîte de jus d'orange surgelé
1 kg de carottes
1 sac de 750 g de légumes surgelés
1 gros brocoli
Pour faire 2 litres de sauce à spaghetti :
1 boîte de 796 ml de tomates
1 boîte de 540 ml de jus de tomate
1 boîte de 156 ml de pâte de tomate

Produits céréaliers : 6 portions/jour = 42 portions/semaine   6,67 $
1 pain de blé entier (18 tranches)
1 boîte de flocons d'avoine
900 g de pâtes alimentaires

Viandes et substituts : 2 portions/jour = 14 portions/semaine   11,00 $
+ ½ portion au déjeuner
1 pot de 500 g de beurre d'arachide naturel
½ douzaine d'œufs
1 boîte de 200 g de thon
1 boîte de sardines
1 sac de lentilles (pour les soupes, salades et sauces à spaghetti)
450 g de tofu
1 sac de fèves soya grillées (pour les collations)

Allocation hebdomadaire : (café, thé, condiments)   1,30 $*

Total : 36,97 $

---

*   Ce montant a été fixé par le DDM : il s'agit d'une moyenne, car les coûts peuvent varier d'une semaine à l'autre.

    SIMPLIFIEZ VOTRE ALIMENTATION

Remarques concernant la liste précédente :

- Avec un petit budget, il n'y a pas d'argent pour les *extras*.
- Il est difficile d'acheter une variété de fruits et légumes frais, car ceux-ci sont plus dispendieux.
- Cette étudiante réussit à boucler son budget, car elle est végétarienne. La viande représente l'article le plus coûteux du panier d'épicerie. Les non-végétariens auraient avantage à inclure un peu plus de repas végétariens à leur menu, sans pour autant exclure complètement la viande.
- Les repas et les collations pris à l'extérieur peuvent représenter un pourcentage important du budget alimentaire (40 % dans l'exemple précédent). D'où la nécessité d'apporter le plus souvent possible son lunch au lieu de manger à la cafétéria ou au casse-croûte. Ainsi, il est plus facile de mieux s'alimenter.

La taxe sur les produits alimentaires :

À l'épicerie, les aliments de base ne sont pas taxés : fruits et légumes, pains, céréales, riz, pâtes alimentaires, lait, yogourt, fromages, viandes, poissons, œufs, légumineuses…, mais plusieurs autres le sont :

- les boissons gazeuses et certaines boissons sucrées ;
- les friandises : bonbons, chocolat, gomme à mâcher…
- les pâtisseries vendues en formats individuels ;
- les croustilles et autres *grignotines* salées (Nachos, Tostitos, Doritos…), le maïs éclaté...
- les barres tendres, les barres-repas ;
- les desserts glacés : *pop sicle*, barres glacées, cornets...
- les mets à emporter : sandwichs, salades préparées, poulet grillé…
- les noix, graines et arachides salées (celles qui sont non salées et non décortiquées ne sont pas taxées).

Calculées sur une base annuelle, les taxes sur les produits alimentaires peuvent représenter un montant appréciable. Vérifiez vos factures d'épicerie et faites vos propres calculs : par exemple, si les aliments de la liste précédente totalisent entre 20 et 25 $ par semaine, vous payez 15 % de taxes, c'est-à-dire entre 3,00 et 3,75 $/semaine. Cette petite somme représente tout de même de 156 à 195 $ par année, presque 200 $. Que pourriez-vous vous offrir avec ce montant? Des vêtements, des spectacles, des livres?

Les repas et les collations consommés à l'extérieur sont taxés. Ajoutez le pourboire, vous gonflez la facture d'environ 30 %!

Nouvelles habitudes alimentaires

Comment modifier la manière de nous nourrir de façon durable? Nos habitudes alimentaires se forment par la répétition de certains comportements. Avec le temps, elles deviennent bien ancrées dans notre quotidien et nous les reproduisons sans même y penser. Les sachant nuisibles à notre santé et à notre bien-être, nous tentons de résister, mais bien souvent nous nous décourageons et nous revenons à nos anciennes habitudes.

Nous pourrions comparer ce processus à l'achat de chaussures neuves. Nos habitudes actuelles, tout comme nos vieilles chaussures, sont confortables! Nous aimerions porter les chaussures neuves immédiatement. Mais si nous les portons du matin au soir dès le début, nous pouvons nous blesser. Portons-les plutôt quelques heures par jour en alternance avec nos vieilles chaussures et toujours un peu plus souvent les jours suivants. Avec le temps, elles deviendront beaucoup plus confortables.

Il est préférable de changer vos habitudes alimentaires en effectuant des modifications progressives. Dressez la liste des habitudes à changer et établissez vos priorités. Lorsqu'une habitude est acquise et bien intégrée à votre quotidien, vous pouvez effectuer une autre modification. Si vous retournez parfois à vos anciennes habitudes, revenez rapidement à vos objectifs initiaux.

Le processus peut vous sembler long, car la plupart des gens veulent obtenir des résultats rapidement avec un minimum d'efforts. Toutefois, il faut vous souvenir que tout changement radical impose un stress à l'organisme. Par exemple, le recours chronique à des régimes stricts entraînant des fluctuations importantes et fréquentes du poids corporel peut être plus néfaste que le maintien d'un léger surplus de poids. Les modifications du régime et du comportement alimentaire appliquées de façon progressive et constante semblent moins frustrantes et plus faciles à accepter à long terme.

Privation ou restriction ?

Il importe au départ de différencier les termes « privation » et « restriction ». Voici comment *Le Petit Robert* les définit :

- Privation : Action de se priver d'une chose dont l'absence entraîne un dommage.
- Restriction : Mesure ayant pour objet de réduire la consommation de certaines choses pour atteindre un objectif.

Dans le cas de la privation alimentaire, il s'agit du refus de répondre à un besoin exprimé par le corps. Par exemple, se priver de manger lorsqu'on a faim. Par contre, manger sans faim n'est pas naturel non plus ! Dans les deux cas, il s'agit d'une agression contre la nature. La nature recherche toujours l'équilibre et lorsque nous intervenons en rompant cet équilibre, nous en subissons les conséquences à court, moyen ou long terme. Les dangers de la privation et de l'excès de nourriture sont bien documentés.

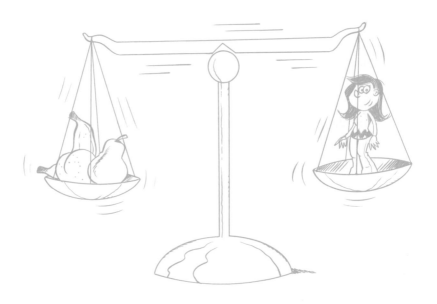

Par contre, la restriction implique un choix, une volonté de limiter certains désirs dans le but d'obtenir d'autres avantages. Par exemple, vous pouvez préférer un fruit à une pâtisserie afin de vous sentir plus léger après un repas. Parfois, il s'avère plus aisé de repousser à plus tard un désir que d'y résister. Au lieu de penser : «Je mange des croustilles aujourd'hui, mais à partir de demain je n'y touche plus», vous pourriez raisonner ainsi : «J'essaie de m'en passer aujourd'hui, mais si l'envie devient trop forte, demain je me le permettrai.» Il s'agit de la méthode *un jour à la fois*. Le jour suivant, essayez à nouveau de reporter la tentation au lendemain, admettant la possibilité d'y arriver une deuxième journée. À la longue, le désir finit par s'estomper, votre estime personnelle augmente, vous incitant à répéter ces comportements positifs. Cette méthode n'est pas infaillible et nécessite une période d'apprentissage. Il ne faut surtout pas vous décourager, encore moins vous dévaloriser si la méthode échoue au début.

Besoin ou désir ?

Notre société de consommation entretient constamment nos désirs. Nous ne devons toutefois pas confondre ces derniers avec nos besoins. Un désir non comblé, par exemple le désir de manger des sucreries, s'accompagne d'une frustration temporaire. Par contre, un besoin non comblé, comme la faim, engendre une souffrance persistante.

- Besoin : Exigence née de la nature.
- Désir : Tendance vers un objet connu ou imaginé.

La publicité sur les produits alimentaires nous atteint au moment où nous sommes plus vulnérables, par exemple le soir lorsque nous sommes fatigués : «Vous travaillez fort toute la journée, vous méritez bien une petite douceur…» Pour éviter de tomber dans le piège de la publicité, accordez-vous toujours un délai de façon à réfléchir et identifier vos besoins réels. Par exemple, prenez le temps de vous demander si vous avez vraiment faim ou si vous êtes fatigués. Par la suite, vous deviendrez plus sensibles à vos signaux corporels et vous pourrez y répondre adéquatement :

Quand on est fatigué .... on se repose.
Quand on est stressé .... on se détend.
Quand on s'ennuie ...... on s'occupe à un loisir
agréable (actif de préférence).
Quand on a faim .... on mange !

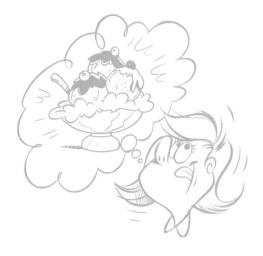

La nourriture devrait répondre au besoin de la faim et non pas combler tous vos besoins. En choisissant de restreindre leurs désirs et leurs envies, certaines personnes auront l'impression d'exercer un contrôle au détriment du plaisir de manger. Au fait, il ne s'agit pas de choisir entre le contrôle et le plaisir, car vous avez la possibilité de concilier les deux. Vous pouvez exercer un contrôle sain, c'est-à-dire maîtriser votre plaisir : parmi les aliments qui vous plaisent, choisissez ceux qui vous apportent une agréable sensation de bien-être physique et de satisfaction psychologique.

En respectant vos besoins, vous aurez plus de facilité à conserver un poids santé sans vous engouffrer dans le piège des régimes restrictifs aux promesses trompeuses. Méfiez-vous des régimes suivants :

- Ceux qui promettent une perte de poids supérieure à 1 kg (2 lb) par semaine. Une perte de poids supplémentaire impliquerait une trop grande privation. Théoriquement, pour perdre 1 kg, il faut dépenser 7000 calories par semaine, c'est-à-dire 1000 calories par jour ! Perdre 500 g à 1 kg par semaine peut sembler minime, mais cela représente tout de même 26 à 52 kg par année ! En combien d'années avez-vous pris vos kilos excédentaires ? Vous ne pouvez guère vous attendre à les perdre en quelques semaines !

🍇 Ceux qui nécessitent l'achat de produits spéciaux : protéines liquides, substituts de repas… Ces régimes ne modifient en rien vos habitudes alimentaires. Vous pouvez perdre quelques kilos, mais dès que vous délaissez ces produits, vous retournez à vos anciennes habitudes alimentaires et vous reprenez le poids perdu. De plus, la qualité de ces produits laisse à désirer. Par exemple, les barres-repas sont peut-être enrichies en vitamines et minéraux, mais elles contiennent des gras hydrogénés *trans* et du sucre ajouté.

🍇 Ceux qui ne suggèrent pas d'inclure l'activité physique à votre vie quotidienne. L'activité physique permet de préserver la masse musculaire. L'exercice augmente le *métabolisme de base*, c'est-à-dire les dépenses caloriques pour les fonctions vitales (respiration, circulation sanguine…). Cela vous permet de manger un peu plus pour obtenir la même perte de poids.

Un dernier conseil avant que vous n'entrepreniez une démarche pour perdre du poids : consultez un ou une diététiste qui vous aidera à établir un régime équilibré et un suivi nutritionnel approprié. Il est également préférable de passer un examen médical au préalable, surtout si vous dépassez la quarantaine ou si vous avez des antécédents médicaux.

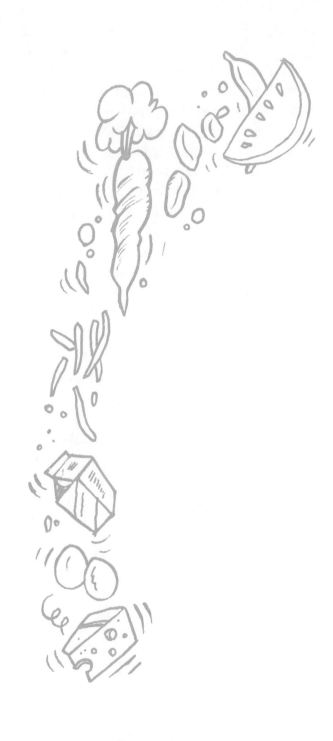

Deux

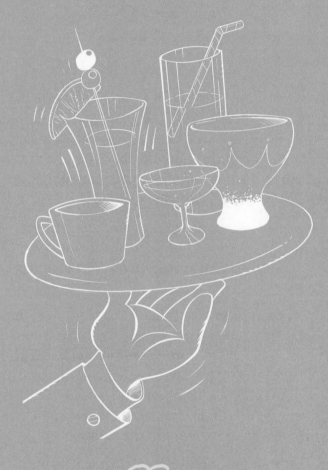

Les différents choix de boissons

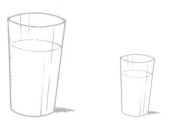

L 'EAU CONSTITUE LA SEULE BOISSON offerte par la nature. Mais nous en buvons de moins en moins. Nos papilles émoussées par l'ajout de sel, de sucre et de saveurs artificielles, réclament un goût de plus en plus prononcé. L'eau, de nature insipide, rivalise difficilement avec toute la panoplie de boissons actuellement disponibles sur le marché.

Les jus de fruits, très populaires surtout auprès des jeunes, sont aujourd'hui souvent détrônés par des boissons artificielles plus sucrées et moins dispendieuses que les vrais jus.

L'engouement mondial pour les boissons gazeuses génère d'énormes profits pour les multinationales qui les commercialisent. Disponibles non seulement dans les épiceries, elles se retrouvent également dans les machines distributrices installées un peu partout : les écoles, les centres de loisirs, les hôpitaux, les pharmacies, etc. Elles sont omniprésentes dans notre quotidien.

Jadis, nous buvions pour étancher notre soif. Aujourd'hui, les boissons ne se limitent plus à cette seule fonction. Nous les associons à nos différentes activités sociales et récréatives.

Ainsi, en Asie, le thé représente plus qu'une boisson : selon le taoïsme, il s'agit du symbole quasi sacré de l'harmonie entre l'humanité et le cosmos. Au Japon, la cérémonie du thé est l'un des fondements de la société, de l'histoire et de la philosophie bouddhiste. En Angleterre, le *Five o'clock tea* permet de socialiser et de se détendre en dégustant une tasse de thé souvent accompagnée de scones, de fraises et de divers canapés. Même si cette tradition tend à disparaître dans les familles, plusieurs salons de thé continuent à l'offrir.

On sait que, pour certains, le café constitue un véritable besoin physiologique tandis que, pour d'autres, il représente un moment de détente. En Europe, au XVIIIe siècle, les intellectuels lui attribuaient la propriété de développer le talent et de donner de l'inspiration. La pause-café date du début des années 40 en Amérique du Nord et touche, selon certains sondages, entre 74 et 94 % des travailleurs aux États-Unis et au Canada.

Les boissons alcoolisées sont au centre de nos « 5 à 7 », moments de socialisation et de détente si populaires auprès des Québécois. Durant la saison chaude, les terrasses sont toujours bondées de gens sirotant des rafraîchissements. Les cafés aromatisés et les cafés glacés gagnent également en popularité dans ces endroits.

L'avènement des boissons stimulantes ou *Smart drinks* sur le marché correspond à l'image de performance véhiculée dans certains milieux.

Les tisanes sont utilisées soit comme adjuvant à la médication traditionnelle à cause de leurs propriétés curatives, soit pour remplacer les boissons contenant de la caféine. Les tisanes à saveur fruitée deviennent plus populaires parmi les amateurs d'infusions.

Examinons les avantages et les inconvénients de ces différentes boissons afin d'effectuer de meilleurs choix.

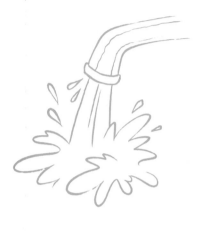

L'eau

L'eau représente le choix le plus naturel pour se désaltérer. La qualité de l'eau varie passablement d'une région à l'autre, selon le procédé de filtration. Que vous choisissiez l'eau du robinet, l'eau filtrée ou embouteillée, écoutez toujours votre soif. On recommande de boire environ 6 à 8 verres d'eau par jour (1,5 à 2 litres). Il s'agit d'une quantité approximative, car les besoins de l'organisme dépendent de plusieurs facteurs :

- La température ambiante : buvez davantage par temps chaud.
- Le taux d'humidité de l'air : augmentez votre consommation d'eau par temps sec.
- L'activité physique : lors d'une activité intense, la sudation augmente le besoin de se désaltérer.
- La fièvre, les vomissements et la diarrhée sont des conditions métaboliques amplifiant les risques de déshydratation.
- La composition du régime alimentaire : nos aliments contiennent différents pourcentages d'eau. Les fruits et les légumes renferment de 80 à 95 % d'eau. Une consommation importante de fruits et légumes nécessite moins d'eau qu'une alimentation à base de féculents, par exemple. Comparons les quantités approximatives d'eau fournies par ces différents choix de desserts et collations.

Exemple 1 :	1 poire (170 g) à 84 % d'eau	=	143 ml d'eau
	1 pomme (130 g) à 84 % d'eau	=	109 ml d'eau
	1 banane (115 g) à 74 % d'eau	=	81 ml d'eau

1 portion de 100 g de raisins à 87 % d'eau	=	87 ml d'eau
1 carotte crue (81g) à 88 % d'eau	=	71 ml d'eau

Total : 491 ml d'eau (presque 2 tasses)

Exemple 2 : 2 biscuits au chocolat à 2 % d'eau	=	0,5 ml d'eau
1 beigne à l'ancienne à 21 % d'eau	=	9 ml d'eau
1 petit muffin à 38 % d'eau	=	7 ml d'eau
1 petit sac (50 g) de croustilles à 2 % d'eau	=	10 ml d'eau
1 tablette de 50 g de chocolat à 1 % d'eau	=	5 ml d'eau

Total : 42 ml d'eau (3 c. à soupe !)

Il est à noter qu'une alimentation végétarienne contient généralement plus d'eau:
- viandes : en moyenne 60 à 65 % d'eau ;
- tofu et poissons : environ 70 % d'eau.

Les tisanes

Provenant de diverses parties des plantes, les tisanes se classent parmi les boissons naturelles. Découvrez les différentes variétés destinées à l'infusion, disponibles dans la plupart des magasins : tilleul, menthe, verveine, fleur d'oranger, camomille, etc. Certaines sont constituées d'un mélange de plantes, d'autres sont aromatisées aux fruits. Exemptes de caféine, elles remplacent avantageusement le café et le thé. Mais attention : les thés aromatisés, très semblables à certaines tisanes, contiennent de la caféine.

Plusieurs tisanes présenteraient des propriétés médicinales, mais la recherche clinique faisant défaut dans ce domaine, la prudence est de mise. L'efficacité varie selon la concentration des ingrédients actifs, parfois difficile à doser. Par ailleurs, il existe des tisanes qui seraient contre-indiquées dans certaines conditions :

- **Grossesse et lactation :** Il n'existe pas suffisamment d'information scientifique sur la sûreté des tisanes et des préparations d'herbes pour en recommander la consommation durant la grossesse et la lactation. La camomille, par exemple, aurait des effets indésirables sur l'utérus pendant la grossesse.
- **Nourrissons :** En raison de leur petit poids, ils seraient potentiellement vulnérables à l'action de certaines substances présentes dans les tisanes.

N'oublions pas qu'un produit qualifié de «naturel» n'est pas forcément inoffensif! Prenons l'exemple des champignons : certains sont comestibles, d'autres toxiques. Par prudence, on conseille une consommation modérée de tisanes. En cas de doute, consultez un professionnel de la santé à ce sujet. Les ouvrages cités dans la bibliographie compléteront vos connaissances dans ce domaine.

Le thé

Originaire de Chine, le thé représente la boisson préparée la plus consommée au monde! Neuf Canadiens sur dix boivent du thé. La consommation canadienne se chiffre à plus de 7 milliards de tasses de thé par année.

Le thé contient des tannins responsables de son goût amer caractéristique. Il s'agit en réalité de polyphénols, une famille de puissants antioxydants. Ces composés naturels, libérés au contact de l'eau bouillante, absorbent les radicaux d'oxygène libres susceptibles de causer des dommages aux cellules et de provoquer certaines maladies.

En 1998, lors du Symposium scientifique international sur le thé et la santé, les scientifiques ont rapporté que la consommation de thé peut réduire les risques de maladies du cœur, d'accidents vasculaires cérébraux et de certains cancers.

Il existe différentes sortes de thés : le thé noir (fermenté), le thé vert (non fermenté), le thé oolong (demi-fermenté) et des thés parfumés (au jasmin, à la menthe, au citron…). Tous les thés contiennent des antioxydants, mais le thé vert en renferme davantage puisque ses tannins ont été moins oxydés lors du traitement.

Le thé comporte tout de même certains inconvénients :

- Les tannins réduisent l'absorption du fer. Pour pallier cet inconvénient, on recommande de boire le thé entre les repas (une heure avant ou deux heures après), surtout lorsque les besoins en fer sont élevés : grossesse, anémie, convalescence…
- Le thé est un stimulant. Même s'il contient deux à trois fois moins de caféine qu'une quantité équivalente de café, il renferme également de la théophylline, une substance proche de la caféine. Les personnes très sensibles à la caféine devraient éviter le thé à partir de 17 heures puisque la caféine exerce son effet maximum environ 5 heures après l'ingestion. Il existe également du thé décaféiné.
- Les préparations commerciales de thé glacé contiennent beaucoup de sucre et d'additifs. Il est possible de faire soi-même son thé glacé en omettant le sucre et en y ajoutant des quartiers d'orange ou de citron.

Parmi les différentes boissons, le thé, notamment le thé vert, représente un bon choix. Nous recommandons particulièrement l'achat de thé *équitable* (voir chapitre 1) lorsque celui-ci est offert. Terminons avec une petite devinette :

- Savez-vous pourquoi les Anglais boivent du thé ?
- Non…
- On voit bien que vous n'avez pas goûté leur café !

Le café

Le café fait de plus en plus partie de notre quotidien. Au Canada, il se boit environ trois millions et demi de tasses de café par jour, ce qui représente une quantité suffisante pour transformer le Stade olympique de Montréal en un immense bol de café ! En fait, le café représente 18 % de la consommation générale de boissons au Canada, ce qui équivaut en moyenne à de 2 tasses de café par personne par jour.

Le principal inconvénient du café est sa teneur en caféine. La caféine, principale composante du café, stimule l'organisme à divers niveaux :

Système urinaire : Effet diurétique (augmente les besoins en eau). Augmente l'excrétion urinaire du calcium.
Système nerveux central : Retarde la fatigue cérébrale. Peut causer de l'insomnie ou des migraines.
Système cardiovasculaire : Dilate les vaisseaux sanguins. Accélère le rythme cardiaque.
Système digestif : Effet légèrement laxatif.

Une consommation modérée de café n'entraînerait pas d'effet secondaire indésirable pour la santé. Mais, par précaution, Santé Canada recommande de limiter la caféine à un maximum de 400 à 450 mg par jour. À titre indicatif, voici la quantité moyenne de caféine présente dans quelques boissons et aliments :

- 250 ml de café filtre : 140 à 180 mg de caféine ;
- 250 ml de café instantané : 65 à 115 mg de caféine ;
- 250 ml de thé : 60 à 100 mg de caféine ;
- 1 espresso simple : 60 mg de caféine ;
- 250 ml de chocolat chaud (mélange commercial) : 60 mg de caféine ;
- 330 ml de boisson gazeuse (cola) : 30 mg de caféine ;
- 20 g (2 carrés) de chocolat noir à 70 % de cacao : 20 mg de caféine ;
- 1 tablette (60 g) de chocolat au lait : 12 mg de caféine ;
- Certains médicaments contre le rhume, analgésiques, diurétiques contiennent des quantités variables de caféine.

Ces valeurs sont approximatives, car la teneur en caféine varie selon plusieurs facteurs :

- la variété de café ;
- le degré de torréfaction ;
- le mode d'infusion ;
- la période d'infusion ;
- la température de l'eau.

Le café espresso, malgré sa saveur corsée, contient moins de caféine que le café filtre en raison de sa courte période d'infusion.

Si vous optez pour le café décaféiné (1 à 3 mg de caféine), n'hésitez pas à payer un peu plus cher pour acheter du café décaféiné naturellement. Il existe deux méthodes d'extraction de la caféine :

Méthode habituelle (solvants) : On utilise des solvants chimiques pour extraire la caféine. Le café contient toujours des traces de solvants. La méthode naturelle est préférable.

Procédé suisse (décaféiné naturellement) : Les grains de café sont mis à tremper dans de l'eau chaude jusqu'à ce qu'environ 97 % de la caféine soit dissoute. Ce procédé conserve la saveur du café et n'entraîne pas l'ingestion de solvants chimiques.

Il existe également des substituts de café, composés d'un mélange de céréales et de chicorée. Ces boissons, dont le goût s'apparente au café, sont exemptes de caféine.

Il est fortement recommandé d'acheter du café *équitable* afin de remédier aux conditions précaires dans lesquelles se retrouvent les producteurs (voir chapitre 1).

Les cafés glacés

Les cafés glacés sont apparus sur le marché il y a une dizaine d'années, mais ce n'est que depuis trois ou quatre ans qu'ils ont gagné en popularité durant la saison estivale. Stimulants comme le café, ils ont l'avantage d'être rafraîchissants. Un café glacé, à la base, devrait être de l'espresso, du lait, de la glace et un peu de sucre. Mais connaissez-vous la face cachée du café glacé servi dans la plupart des restaurants ?

Plusieurs sont constitués d'un mélange artificiel composé d'eau sucrée, de sirop de café et de gras végétal. Ils contiennent généralement beaucoup de sucre et de gras.

Par exemple, un cappuccino glacé peut contenir l'équivalent de 16 c. à thé de sucre : ce qui est plus que dans un gros morceau de gâteau au chocolat ! Avec un seul café, vous pouvez ingérer le quart des calories nécessaires dans votre journée !

Les matières grasses du café glacé proviennent parfois de la crème, mais il s'agit souvent de shortening végétal, un gras hydrogéné nocif pour la santé qui ne devrait pas se retrouver dans le café

Une analyse faite en 2003 par Radio-Canada, dans le cadre de l'émission *L'Épicerie*, nous donne les valeurs suivantes pour un café glacé de 250 ml offert dans les endroits les plus populaires :

Marque	Matières grasses (g)	Glucides (sucres)(g)	Calories
Frappé moka *Brûlerie St-Denis*	5	34	203
Café frappé *Van Houtte*	11	80	421
Coolatta *Dunkin Donut*	13	59	360
Chillatte *Second Cup*	22	80	535
Cappuccino glacé *Tim Horton*	25	84	586

---

* En comparaison, le lait entier, jugé trop gras par plusieurs, ne contient que 7,5 g de gras, 12 g de glucides et 160 calories (pour une tasse de 250 ml).

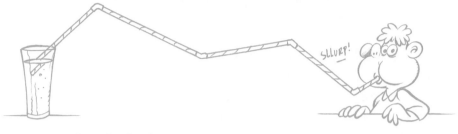

Les jus de fruits

En popularité croissante surtout chez les enfants, les jus de fruits contribuent de façon insidieuse à accroître la consommation de glucides (sucres). Les allégations nutritionnelles *non sucré* et *sans sucre ajouté* portent à confusion. Elles signifient qu'aucun sucre n'a été ajouté durant la transformation de l'aliment. Cependant, les sucres naturellement présents dans les fruits se retrouvent sous une forme plus concentrée dans les jus.

> Exemple 1 : • orange moyenne = 15 g de glucides
> • 250 ml de jus d'orange non sucré = 28 g de glucides (sucre de 2 oranges)
> • 350 ml de jus d'orange non sucré = 39 g de glucides (sucre de 3 oranges)
>
> Exemple 2 : • ½ tasse de raisins frais = 15 g de glucides
> • 250 ml de jus de raisin non sucré = 40 g de glucides (presque 3 portions)
> • 350 ml de jus de raisin non sucré = 56 g de glucides (presque 4 portions)

L'habitude de boire des jus de fruits :

- nous fait perdre le réflexe de boire de l'eau pour étancher notre soif ;
- nous prive du contenu de fibres des fruits ;
- coupe l'appétit des jeunes enfants ;
- augmente l'apport glucidique et calorique ;
- nous prive de l'exercice de mastication bénéfique pour les gencives et les dents ;

Certaines boissons fruitées contiennent beaucoup de sucre ajouté et peu de jus de fruits (entre 25 et 40 %). Elles coûtent généralement plus cher que les jus de fruits sans sucre ajouté. Il s'agit des *nectars* et des *cocktails* de fruits. Lisez les étiquettes de ces produits et ne vous fiez pas seulement aux mots écrits en gros caractères : « contient du vrai jus de fruit ». Lisez plutôt la liste d'ingrédients :

- Nectar de mangues : Eau, purée de mangue (35 %), sucre. Glucides : 42 g pour 250 ml (sucre de 3 fruits).
- Nectar de fruits de la passion : Eau, jus de fruits de la passion (25 %), sucre. Glucides : 38 g pour 250 ml (sucre de 2 ½ fruits).
- Cocktail de canneberges : Eau, jus de canneberges, glucose-fructose. Glucides : 40 g pour 250 ml (sucre de 350 g de canneberges) !

Tableau comparatif Jus comparés aux fruits et légumes frais				
Aliment	Ingrédients	Coût	Glucides*	Fibres
250 ml de nectar d'oranges et carottes	Eau, jus d'orange (25 %), jus de carottes (25 %), sucre, sirop de glucose.	0,60 $ (dont 0,30 $ d'eau sucrée)	40 g	0 g
1 orange + 1 carotte + 250 ml d'eau		0,60 $	23 g	4,3 g

Il ne s'agit donc pas ici de bannir complètement les jus, mais bien d'en limiter la consommation. Un petit verre de 125 ml de vrai jus de fruits peut occasionnellement

---

* La quantité de glucides indiquée dans le tableau ci-dessus correspond à 250 ml de jus. Par contre, certains formats individuels de 350 ml peuvent contenir jusqu'à 55 g de glucides (l'équivalent de 3 à 4 fruits) !

remplacer un fruit, mais sur une base régulière : buvons de l'eau et mangeons des fruits frais.

Les boissons artificielles sucrées

Les boissons mentionnées précédemment peuvent être qualifiées de *naturelles* puisque l'ingrédient de base se retrouve dans la nature : fruits, grains de café, fève de cacao, feuilles de thé…, mais celles de la catégorie suivante sortent tout droit du laboratoire ! Les boissons à saveur de fruits et les boissons gazeuses ne présentent aucun avantage sur le plan nutritionnel. Il s'agit tout simplement d'un mélange d'eau colorée, de sucre et d'additifs chimiques. Jugez vous-mêmes d'après ces listes d'ingrédients :

- Boisson gazeuse ordinaire : Eau gazéifiée, sucre/ glucose-fructose, acide citrique, essences naturelles, acide phosphorique, caféine.
- Boisson gazeuse *diète* : Eau gazéifiée, colorant (caramel), acide phosphorique, aspartame, citrate de potassium, acide citrique, benzoate de potassium, essence naturelle, acésulfame de potassium, caféine.
- Boisson à saveur de framboise : Eau filtrée, sucre/ glucose-fructose, acide citrique, essences naturelles, citrate de potassium, sel, phosphate de potassium, huile de coco, colorant.
- Boisson pour sportifs *Gatorade* : Eau, sucre liquide, glucose-fructose, acide citrique, arômes naturels, sel, citrate de sodium, phosphate monopotassique, colorant, gomme ester, huile végétale bromée.
- Boisson aromatisée à faible teneur en alcool : Eau gazéifiée, vin désalcoolisé (0,5 %), glucose-fructose et/ou sucre, jus de raisin, arômes naturels et artificiels, acide lactique, benzoate de sodium, citrate de sodium, gomme arabique, sulfites, colorant.

Ces boissons contiennent beaucoup de colorants. La nature y perd ses points de repère! Ainsi, il existe maintenant des boissons à saveur de framboise de couleur bleue, des boissons incolores aux baies sauvages ou encore des boissons à saveur de fraise et de kiwi du même vert «fluo» qu'une certaine marque de savon liquide à vaisselle!

Pourtant, la nature nous offre tellement de bons fruits aux couleurs et aux goûts les plus variés. Pour les occasions spéciales, voici un substitut naturel aux boissons gazeuses :

jus de fruits pétillant

Mélanger 1 boîte de jus de fruits congelé non sucré et 1 bouteille de 750 ml d'eau de source gazéifiée. Ajouter des morceaux de fruits congelés en guise de glaçons.

Les boissons énergisantes

Ces nouvelles vedettes de la performance sont maintenant distribuées dans plusieurs endroits : marchés d'alimentation, dépanneurs, magasins d'aliments naturels, centres sportifs, bars et discothèques… On peut même les commander par Internet! Ces boissons, constituées principalement d'eau sucrée et d'additifs, renferment de la caféine. Leur teneur en caféine peut même dépasser celle du café! La liste d'ingrédients est parfois impressionnante :

Boisson *L'énergie de l'an 2000* : Eau, sucre, glucose-fructose, malto-dextrine, acide citrique, extrait de noix de kola*, acide malique, phosphate monocalcique, acétate isobutyrate de sodium, ginseng, gomme de xanthane, arômes artificiels, spiruline, foo-ti-tieng, pollen d'abeille**, huile végétale bromée. (15 ingrédients!)

Une bonne tasse de café peut-être?

Le Lait

Montignac et le lait

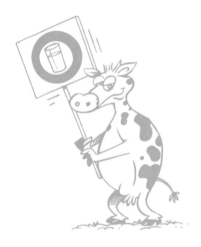

La dernière décennie a été sans contredit celle de la promotion du calcium. Le spectre de l'ostéoporose guette une population vieillissante prête à tout pour protéger ses os. Des personnes ayant boudé le lait depuis l'adolescence s'obligent à en boire. L'industrie alimentaire y voit une nouvelle façon de mousser ses ventes en commercialisant de nouveaux produits : du lait enrichi en calcium, des jus de fruits et même des bonbons contenant du calcium! Ainsi certains regroupements de producteurs laitiers profitent de la manne en distribuant du matériel de promotion et les compagnies pharmaceutiques se disputent le marché des suppléments de calcium.

D'un autre côté circule un discours alarmiste nous mettant en garde contre les dangers dus à la consommation de produits laitiers. À l'automne 2003, Michel Montignac

---

*   La noix de kola contient de la caféine.
** Certaines personnes peuvent être allergiques au pollen d'abeille.

reliait la consommation de lait et l'obésité infantile. Ce sujet fit couler beaucoup d'encre et anima plusieurs débats. Sans relancer la polémique à ce sujet, rétablissons plutôt les faits :

🍇 L'obésité infantile ne cesse d'augmenter. Or, nous observons une diminution de la consommation de lait chez les enfants au profit de jus de fruits, de boissons gazeuses et d'autres boissons sucrées.

🍇 Des études récentes relient la consommation de produits laitiers et la perte de poids. Le calcium alimentaire accélérerait la dégradation des lipides (graisses) pour les utiliser comme source d'énergie. Il préviendrait la conversion des surplus de glucides (sucres) en graisses, évitant ainsi l'accumulation de gras.

🍇 Selon Montignac, les aliments à indice glycémique élevé (plus de 50) augmenteraient la production d'insuline, une hormone secrétée par le pancréas, favorisant ainsi le stockage des graisses. Par contre, le lait, le fromage et le yogourt sont des aliments ayant un indice glycémique très bas, d'environ 35…

🍇 L'obésité reste un problème multifactoriel que nous ne pouvons aucunement relier à la consommation d'un aliment en particulier. L'ensemble de l'alimentation et des habitudes de vie, l'environnement ainsi que l'activité physique doivent être considérés. Au lieu de priver les enfants de lait, essayons plutôt d'appliquer les conseils suivants pour prévenir l'obésité infantile :

1. Établir un horaire pour les repas et les collations. Dans une étude américaine portant sur 200 enfants suivis pendant 14 ans, on a observé qu'un seul facteur alimentaire distinguait les enfants obèses des enfants minces : plus les enfants avaient une structure dans leurs repas et collations, plus ils étaient minces. Au

départ, il faut expliquer à l'enfant qu'il peut manger à sa faim, mais à des périodes préétablies pour les repas et collations.

2. Apprendre à l'enfant à manger lentement. S'il mange trop vite, il faut le faire arrêter quelques secondes. En mangeant lentement, l'enfant est plus en mesure de reconnaître ses signaux de satiété et pourra mieux gérer sa consommation. Les parents doivent, bien sûr, donner l'exemple!

3. Favoriser les repas sans distraction. La télévision peut devenir un élément incitatif à manger si l'enfant a l'habitude de prendre ses repas en la regardant. On peut l'aider en imposant des règles : toujours manger assis à table, sans télévision ni lecture au même moment. L'enfant doit donc choisir entre manger ou faire autre chose. S'il a vraiment faim, il choisira de manger, sinon il préférera faire une activité. Cette règle est également valable pour les adultes.

4. Contrôler l'environnement. Les personnes obèses sont plus sensibles que les autres à la vue des aliments. Si le plat de bonbons ou la boîte de biscuits demeure en permanence sur le comptoir ou la table, l'enfant en prendra, sans réfléchir et sans même se demander s'il a vraiment faim.

5. Privilégier les récompenses non alimentaires. Évitez de consoler l'enfant qui pleure avec un biscuit ou une friandise. Les récompenses non comestibles sont aussi appréciées des enfants : un jouet, une sortie, du temps passé avec le parent, etc.

6. Modérer la consommation d'aliments et de boissons sucrées. Servez les aliments peu nutritifs à l'occasion seulement; évitez d'en consommer à la maison. Limitez le plus possible la consommation de boissons gazeuses et de jus de fruits.

7. **Mettre l'activité physique à l'horaire de toute la famille.** Le jeu constitue la meilleure façon d'accroître l'activité physique. Il est important de réserver du temps pour faire des activités physiques en famille et d'y prendre plaisir : promenades à vélo, baignade, randonnées pédestres dans un environnement agréable, marches avec le chien, etc. Limitez les sorties au cinéma qui incitent à la surconsommation. Diminuez les heures de loisirs passifs comme la télévision et les jeux électroniques.

L'approche préconisée doit être positive, de façon que l'enfant conserve une bonne estime personnelle. Vous devez à tout prix rejeter les méthodes de nature culpabilisante et punitive qui ont souvent pour effet d'accentuer les problèmes d'obésité et de troubles alimentaires chez l'enfant.

Ceci étant dit, il ne faudrait pas croire que le régime Montignac est à rejeter en totalité. Il n'est pas incompatible avec l'approche préconisée dans ce livre. Au contraire, en y regardant de près, on y trouve même plus de similitudes que de divergences !

Il recommande:
- Les produits frais ou ceux ayant subi très peu de transformations.
- Beaucoup de légumes.
- Les pains et produits céréaliers à grains entiers.
- Les fruits frais comme collation.
- Manger lentement et selon sa faim.
- Ne pas sauter de repas.
- Cuire les légumes le moins longtemps possible pour minimiser la perte de vitamines.

Il déconseille :
- Les sucres raffinés.
- Le pain blanc, les farines et céréales raffinées.
- Les aliments contenant trop d'additifs chimiques.
- Les aliments contenant des gras hydrogénés.
- Les boissons gazeuses et autres boissons sucrées.

Certes, il utilise une approche rigoureuse. Mais, dans mon travail, j'ai souvent remarqué que plusieurs personnes recherchent un *cadre*. Elles ont besoin de savoir ce qui est bon ou pas pour elles. L'important est d'adopter une attitude souple dans l'application de ces mesures et de tolérer quelques écarts inévitables. Comme nous l'avons vu au premier chapitre, la modification des habitudes alimentaires ne se fait pas du jour au lendemain, il s'agit d'un long processus. On reproche également à Montignac de catégoriser les aliments en *bons* ou *mauvais* (en parlant des sucres). Pourtant, ne parle-t-on pas aussi de *bons* et de *mauvais* gras ? Donnons-lui raison sur ce point : sur le plan nutritif, tous les aliments ne sont pas égaux...

Revenons maintenant au lait. Pour le nourrisson, il représente à la fois un aliment et une boisson. Le lait maternel reste l'aliment le plus naturel pour les nourrissons jusqu'à l'âge d'environ un an. Le lait constitue un choix judicieux durant la croissance et la grossesse en raison des besoins élevés en protéines et en énergie. Pour les enfants nord-américains, le lait demeure la principale source de calcium. Il en existe d'autres, mais nos enfants ne sont généralement pas les plus grands consommateurs de sardines, légumineuses, brocoli, amandes et tofu !

Il est maintenant possible de se procurer différentes sortes de lait sur le marché :

- **Lait entier (3,25 %) :** De la naissance jusqu'à 12 mois, le lait maternel reste sans contredit l'aliment le plus adapté aux besoins du nourrisson. Après un an, on peut lui donner du lait entier, qui contient le pourcentage de gras se rapprochant le plus du lait maternel. Les matières grasses sont essentielles à la construction des cellules du cerveau. Donc, pas question de donner du lait écrémé ou partiellement écrémé à l'enfant avant qu'il n'atteigne deux ans.

- **Lait écrémé ou partiellement écrémé :** Ces laits peuvent être consommés après deux ans selon les besoins propres à chaque enfant. Si l'enfant mange très peu ou s'il dépense beaucoup d'énergie, mieux vaut lui offrir du lait entier. Les adultes auraient avantage à utiliser ces laits afin de réduire leur consommation de matières grasses. Par contre, si l'adulte consomme très peu de lait, il peut choisir le lait entier. Il contient seulement 3,25 % de matières grasses comparativement aux fromages qui en contiennent aux alentours de 30 % !

- **Lait sans lactose :** Lait destiné aux personnes intolérantes au lactose, ce dernier étant un sucre se trouvant naturellement dans le lait. Il s'agit d'un lait auquel on a ajouté une enzyme (lactase), qui digère le lait. Ce lait possède une saveur légèrement sucrée. Il peut être utilisé comme boisson ou pour cuisiner.

- **Lait enrichi de calcium :** Lait additionné de poudre de lait écrémée pour en augmenter le contenu en calcium de 33 %. Il constitue un apport supplémentaire en calcium pour les personnes dont les besoins sont plus élevés (enfants, adolescents, femmes enceintes). Il contient 1 ou 2 % de matières grasses et il coûte un peu plus cher que le lait non enrichi de calcium.

- **Lait oméga-3 :** Nouvellement arrivé sur le marché québécois à l'automne 2003, c'est un lait auquel on a ajouté de l'huile de lin, riche en acides gras oméga-3. Partiellement écrémé, il contient 2,5 % de matières grasses. On peut l'acheter en contenants de 1 et 2 litres. Son prix est légèrement plus élevé que celui du lait ordinaire. Un verre de 250 ml de lait oméga-3 contient 0,3 g d'acides gras oméga-3, soit un peu moins qu'un œuf oméga-3 qui en contient 0,4 g. Rappelons que les besoins quotidiens en acides gras oméga-3 sont de 1,1 g/jour pour les femmes et de 1,6 g/jour pour les hommes.

- **Lait de chèvre :** Lait au goût plus prononcé que le lait de vache, il reste tout de même plus facile à digérer. Il contient un peu plus de calcium et de protéines que le lait de vache, mais autant de lactose.

- **Les boissons de soya, d'amande ou de riz :** On peut substituer ces boissons au lait à condition qu'elles soient enrichies et peu sucrées. Toutefois, ces boissons ne répondent pas aux besoins nutritifs des enfants de moins de deux ans.

Quelques conseils destinés aux parents :
- Servez le lait nature de préférence au lait chocolaté et au lait sucré aromatisé.
- Limitez le lait à un verre par repas pour éviter de couper l'appétit des enfants.
- Entre les repas, offrez-leur de l'eau de préférence à toute autre boisson.

Doit-on boire du lait à l'âge adulte ?

Sans vouloir résoudre la controverse à ce sujet, considérons cette problématique sous un angle différent : au lieu d'augmenter notre apport en calcium, pourquoi ne protégeons-nous pas le calcium déjà présent dans nos os ?

En effet, certains facteurs contribuent à épuiser le contenu minéral de nos os. D'autres réduisent l'absorption du calcium au niveau intestinal. Nous pouvons baptiser ces derniers «voleurs de calcium» :

* **Le sel :** La moitié d'un grain de sel est constitué de sodium. Or, du sodium pris en quantité excessive est absorbé au détriment du calcium. C'est un peu comme si nous essayions d'ouvrir une porte en ayant les deux mains pleines : nous devons d'abord libérer une main. Nous consommons en moyenne dix fois trop de sel. Celui-ci se camoufle dans plusieurs aliments : les condiments (ketchup, moutarde, relish...), les aliments transformés (en conserve, en sachet, en boîte, surgelés), les charcuteries, les vinaigrettes commerciales, certains fromages, les sauces soya, chili, Worcestershire, teriyaki... et les mets servis dans les restaurants.

* **Les produits carnés :** La digestion de viandes et d'autres protéines animales libère des composés acides dans le sang. Pour neutraliser l'acidité, l'organisme puise dans sa plus grande réserve alcaline, constituée par le calcium de nos os. Un excès de viande peut donc contribuer à la déminéralisation des os.

* **Le phosphore :** Un excès de phosphore réduit l'absorption du calcium, car il y a compétition au niveau de celle-ci. Les boissons gazeuses contiennent des quantités importantes d'acide phosphorique, diminuant du même coup l'absorption du calcium. Les viandes, volailles, poissons et autres aliments protéiques contiennent également beaucoup de phosphore. Ils devraient être consommés avec une bonne quantité de légumes riches en minéraux alcalinisants (magnésium, potassium, calcium...). Ces minéraux neutralisent les déchets acides produits par la digestion des protéines et par conséquent protègent le calcium des os.

- La caféine : L'excès de caféine augmenterait l'excrétion urinaire du calcium. Nous recommandons de ne pas boire plus de trois tasses de boissons contenant de la caféine par jour (café, thé, cola, chocolat).
- La sédentarité : Pour conserver leur densité, les os doivent supporter le poids du corps. Tout comme les muscles, les os s'atrophient s'ils ne font pas leur travail : la nature est ainsi faite !

Petit guide de prévention des vols de calcium
- Limitez le sel de table et les produits transformés.
- Remplacez les boissons gazeuses par de l'eau.
- Bougez tous les jours.
- Découvrez d'autres sources de calcium : tofu, boissons de soya enrichies, amandes, légumineuses, brocoli, chou, graines de sésame, poissons en conserve (avec les os).
- Réduisez vos portions de viande et augmentez les légumes.
- Diminuez votre consommation de boissons contenant de la caféine.

Malgré tout, le lait reste un aliment naturel et nutritif. Il constitue une source de calcium accessible et peu dispendieuse pour les personnes dont les besoins sont plus élevés (enfants, adolescents, femmes enceintes). Quant aux autres, buvez du lait si cela vous plaît, mais sans obligation, et surtout, sans qu'il vous serve de prétexte à manger des biscuits !

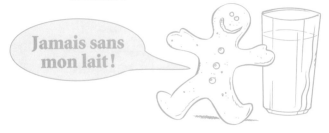

Jamais sans mon lait !

L'ostéoporose

Les conseils précédents vous aideront à prévenir l'ostéoporose. Selon la Société de l'ostéoporose du Canada, l'ostéoporose touche 1 femme sur 4 et 1 homme sur 8 après 50 ans. C'est une maladie silencieuse qui fragilise les os et qui frappe sans avertir. Des fractures peuvent alors se produire même en l'absence de choc, par une forte étreinte ou une simple toux ! L'ostéoporose est la principale cause de fracture au Canada. Les plus courantes sont celles des vertèbres, de la hanche et du poignet.

L'ostéoporose est plus fréquente chez les personnes âgées puisque la perte osseuse s'accélère avec le vieillissement alors que durant l'enfance et l'adolescence, il y a augmentation de la masse osseuse. À ces périodes de la vie, notre organisme absorbe environ 40 % du calcium ingéré dans les aliments. En fait, la densité et l'épaisseur des os continuent d'augmenter jusqu'à environ 35 ans. Après cet âge, la masse osseuse diminue progressivement et nous n'absorbons plus que 32 % du calcium ingéré. À la ménopause, la femme connaît une diminution précipitée d'œstrogènes (hormones sexuelles) et le taux d'absorption du calcium alimentaire diminue à 25 %. Chez la personne âgée, la diminution est encore plus marquée, car l'organisme produit moins de vitamine D. Ce phénomène se produit autant chez l'homme que chez la femme. La vitamine D joue un rôle prépondérant dans l'absorption du calcium.

Certains facteurs irrévocables augmentent les risques d'ostéoporose :

🍇 **L'origine ethnique et l'hérédité :** L'ostéoporose est plus répandue chez les personnes de race blanche et chez les Asiatiques. Certaines familles étant plus atteintes que d'autres, l'hérédité pourrait avoir un rôle à jouer.

- ❧ **Certains médicaments et certaines maladies** : La prise de médicaments, notamment la cortisone, peut entraîner une perte de tissu osseux importante, même chez les jeunes. Plusieurs maladies telles que la maladie cœliaque et la maladie de Crohn, entravent également l'absorption du calcium .
- ❧ **La corpulence** : Les femmes minces ayant une petite ossature ont tendance à perdre plus rapidement leur masse osseuse et sont plus susceptibles d'être atteintes d'ostéoporose après la ménopause.

Afin de préserver un bon capital osseux et réduire les risques de fracture, nous recommandons une alimentation riche en calcium, la pratique d'exercices trois à cinq fois par semaine et l'élimination des excès de tabac et d'alcool. Consultez le tableau suivant pour ajouter à votre régime alimentaire des aliments riches en calcium.

Plus de 300 mg calcium	200-300 mg de calcium	100-200 mg de calcium
45 g de fromage ferme (cheddar, mozzarella, suisse, gouda…) 100 g de sardines avec les arêtes 250 ml de boisson de soya enrichie 250 ml de lait 100 g de tofu ferme préparé avec sulfate de calcium *	100 g de saumon en conserve (avec les os). 175 ml de yogourt.	250 ml de haricots secs cuits 250 ml de brocoli 60-125 ml d'amandes. 250 ml de chou (kale, chou frisé, choux de Bruxelles, chou vert…)

* Lisez la liste d'ingrédients du tofu : certains contiennent du chlorure de magnésium; d'autres, du sulfate de calcium.

% absorption du calcium	
Lait	32 %
Tofu (traité au sulfate de calcium)	31 %
Boisson de soya	31 %
Brocoli	53 %
Chou frisé	54 %
Choux de Bruxelles	64 %
Chou vert	65 %

Il est cependant important de ne pas se contenter uniquement d'aliments riches en calcium, mais de s'assurer que ceux-ci soient bien absorbés par l'organisme. À cet effet, il est intéressant d'étudier le second tableau ci-dessus, qui vient compléter le premier et dans lequel nous constatons notamment que même si le calcium contenu dans le brocoli et les choux est inférieur à celui des produits laitiers, il est mieux absorbé par l'organisme.

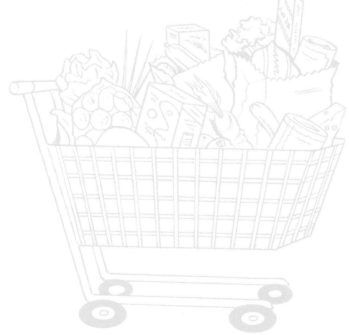

Trois

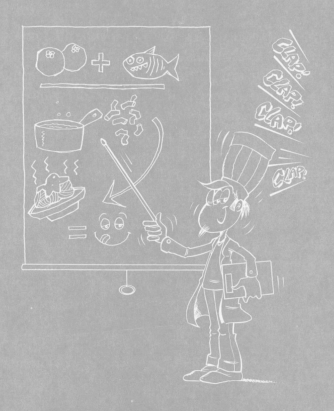

La simplicité au menu

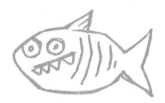

NOUS VOICI MAINTENANT ARRIVÉS à la partie pratique du volume. Les menus présentés dans ce chapitre ne correspondent pas à un menu cyclique de deux semaines. Ils ont plutôt été conçus dans le but de vous suggérer quelques repas requérant un minimum de matériel et de temps de préparation. Utilisez-les à votre guise, en alternance avec vos menus habituels, et n'hésitez pas à les adapter à vos goûts personnels, à vos moyens financiers et selon les disponibilités du marché.

Vous trouverez peu d'indications concernant les quantités. Il vous suffit d'ajuster les portions en fonction de vos besoins. Par exemple, n'hésitez pas à prendre plus d'un fruit au même repas ou une portion plus généreuse de poisson, de pain ou de fromage si vous avez encore faim. Vous ne mangerez pas trop si vous restez à l'écoute de vos signaux de satiété. Une consultation diététique peut s'avérer utile au début afin d'équilibrer votre alimentation. Nous vous suggérons d'accorder une place prépondérante aux légumes en raison de leur riche teneur en fibres, en vitamines et en minéraux. Ceux-ci peuvent représenter environ la moitié de votre assiette. Pour éviter la monotonie, variez les formes, les couleurs, les saveurs et les textures des aliments.

Les menus tiennent compte des critères suivants :

- 🍇 Valeur nutritive : Suggestion d'aliments nutritifs à chaque repas.

- ❧ Simplicité : Aliments consommés crus ou très peu cuisinés.
- ❧ Rapidité : Temps de préparation de 10 à 20 minutes pour la majorité des repas.
- ❧ Variété : Modification des menus en fonction des disponibilités saisonnières.
- ❧ Choix de bons gras : Noix et graines, beurre de noix ou d'arachide naturel, huile d'olive extra-vierge ou de canola pressée à froid, avocats, fèves de soya et tofu, graines de lin, poissons…

Matériel requis

Matériel de base :

- ❧ Une cuisinière à deux ou quatre feux (électrique ou à gaz).
- ❧ Une poêle en acier inoxydable.
- ❧ Une casserole en acier inoxydable de type bain-marie avec un panier à étuver (récipient troué) et un couvercle. Ce genre de casserole remplit trois fonctions :
  - la partie inférieure sert à cuire les aliments (œufs, riz, pâtes…) ;
  - la partie supérieure remplace la marguerite pour la cuisson des légumes à la vapeur et peut se substituer à la passoire pour égoutter les pâtes par exemple ;
  - le tout nécessite peu d'espace de rangement et n'occupe qu'un seul feu de la cuisinière, réduisant ainsi la consommation d'énergie.

  À défaut de cet article, il vous faudra une casserole, une marguerite et une passoire.
- ❧ Une planche à surface lisse et facile à nettoyer.
- ❧ Un couteau et une petite brosse pour les fruits et les légumes.

- Un petit broyeur ou un moulin à café pour moudre les graines de lin.
- Un casse-noix (ou une pince à homard).
- Un ouvre-boîte manuel.
- Un fouet ou un batteur à œufs (pour la pâte à crêpes, les œufs brouillés…).
- Un grand bol en verre (pour faire le yogourt, brasser la pâte à crêpes…).
- Une théière pour infuser les tisanes et le thé.

Matériel facultatif :

- Un ensemble à fondue (pratique en cas de panne d'électricité). Utilisez aussi les petits bols à sauce pour servir le yogourt et les fruits.
- Un wok (sert également de plat pour laver la vaisselle en camping).
- Une râpe pour le fromage et les légumes. (Évitez de râper les légumes à l'avance, car ils perdent une partie de leurs vitamines au contact de l'air.)
- Un mélangeur ou un robot culinaire (seulement si vous faites des purées pour le bébé ou si vous avez des problèmes de mastication ou de déglutition. Sinon, mastiquez vos aliments !)
- Un tire-bouchon (pour les jours de fête !).
- Une cafetière espresso italienne, moins bruyante et moins chère que la cafetière espresso électrique. (Notez qu'un espresso renferme moins de caféine qu'un café filtre.)
- Un four traditionnel : il permet de varier davantage les menus sans toutefois être essentiel.

Matériel superflu :

- Les appareils électriques bruyants :
  - ouvre-boîte électrique (vous utiliserez si peu de conserves !) ;
  - couteaux électriques ;
  - presse-agrumes électrique et extracteur à jus : consommez les fruits et les légumes en entier et buvez plutôt de l'eau ;
  - batteur électrique (un fouet ou un batteur à œufs vous fera dépenser un peu plus d'énergie !).
- Un grille-pain : un bon pain se déguste au naturel !
- Un four à micro-ondes.
- Une friteuse : aucune friture ne figure au menu naturel.
- Une essoreuse à salade : elle brise les feuilles. Lavez-les et épongez-les à l'aide d'une serviette propre.
- Un minuteur électrique. Une montre ou une horloge fera tout aussi bien l'affaire (avec les décibels en moins).
- Des poêles et appareils de cuisson électriques : ils consomment beaucoup d'énergie et font subir aux aliments une cuisson trop vive.
- Des cuillères ou des tasses à mesurer : servez-vous de vos tasses et cuillères ordinaires. Aucune des recettes de ces menus n'exige des quantités précises.
- Des moules à gâteaux, à tarte, à biscuits, à muffins, etc. : les pâtisseries ne figurent pas au menu. Pour une gâterie occasionnelle, achetez-les à la pâtisserie ou mangez-en au restaurant.
- Un rouleau à pâte : les recettes de pâte à tarte et à biscuits renferment la plupart du temps des gras hydrogénés (shortening, margarine…). Remplacez la quiche par une omelette et la tarte aux pommes par une compote de pommes. Cela vous donnera moins de travail, moins de calories et plus de temps pour d'autres loisirs !

L'espace manque ici pour énumérer toute la panoplie de «gadgets» inutiles qui inondent le marché à chaque année, particulièrement à l'approche des Fêtes!

- Le *rotor express* (19,99 $) : «Enlève instantanément d'une pression du doigt la pelure des fruits et légumes». On se prive d'une bonne source de fibres!
- Le *coupe-frites* (14,99 $) : sans commentaires …
- Les *ciseaux à salade* (14,99 $) : il est préférable de déchiqueter la salade avec les doigts… et c'est gratuit!
- Le tire-bouchon à levier *sans effort* : est-ce si fatigant d'ouvrir une bouteille de vin?
- Le moulin à poivre *à piles* (18,99 $) : il existe de jolis moulins à poivre manuels, de plus, où se retrouvent les piles usées? Oui, parmi les déchets polluants.
- Le plus *vorace* des petits ouvre-boîtes (12,99 $) : dévore-t-il le contenu de la boîte?

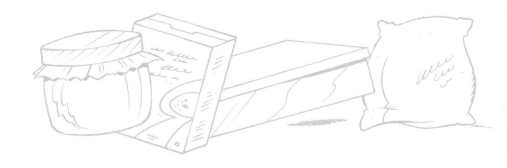

*Quinze menus naturels prêts
en 10 à 20 minutes et commentés*

MENU 1

Petit déjeuner :   Pain intégral
Beurre d'amande
Bananes

Repas du midi :   Carottes et concombres
Œufs durs
Pain pita de blé entier
Pommes

Souper :   Lanières de poulet au basilic
Couscous de blé entier
(avec poudre de cumin)
Brocoli et carottes à la vapeur
Yogourt nature et fruits frais

Collations :   Fruits frais
Noix en écales

COMMENTAIRES

Temps de préparation
Petit-déjeuner : 0 minute
Repas du midi : 10 minutes
Souper : 10 minutes

1. Le pain intégral se vend maintenant dans la plupart des épiceries et des boulangeries. Il s'agit d'un pain constitué de levain et de grains entiers biologiques dans la plupart des cas.

2. Le beurre d'amande se trouve surtout dans les magasins naturels. Si vous avez des contraintes budgétaires, remplacez-le par du beurre d'arachide naturel.

3. Les œufs durs doivent cuire environ 10 minutes, jusqu'à la coagulation complète du jaune pour éviter les risques de contamination par les salmonelles. La cuisson détruit ces bactéries.

4. Le pain pita de blé entier renferme moins d'agents de conservation que le pain de blé entier tranché préemballé. Pour cette raison, il se conserve moins longtemps. Comparons les listes d'ingrédients :

    🌱 Pain pita de blé entier : Farine de blé entier, (eau), levure, propionate de calcium.
    Total : **3 ingrédients (en excluant l'eau).**

    🌱 Pain à 100 % de blé entier tranché : Farine de blé entier, (eau), glucose-fructose, levure, sel, huile végétale (canola ou soya), gluten de blé, miel, stéaroyl-2 lactylate de sodium, propionate de calcium, peut contenir des traces de lait écrémé, graines de sésame.
    Total : **10 ingrédients.**

    Vérifiez toujours les étiquettes, car les ingrédients varient d'une marque à l'autre.

5. Le poulet doit toujours être bien cuit jusqu'à la disparition de la couleur rosée. Tout comme les œufs, il peut être contaminé par les salmonelles. Les tranches minces et les lanières cuiront plus rapidement que les

morceaux plus épais. Les personnes végétariennes peuvent remplacer le poulet par du seitan. Fabriqué à partir du gluten du blé, le seitan a une texture qui s'apparente à celle de la viande. Vous pouvez maintenant vous le procurer dans la plupart des épiceries.

6. Le couscous (ou semoule de blé) se vend précuit. Il suffit de le réhydrater. Le couscous de blé entier est assez cher et difficile à trouver, mais il renferme plus d'éléments nutritifs que le couscous ordinaire, raffiné.

> Préparation : Dans une casserole, portez à ébullition 1 tasse d'eau. Ajoutez la même quantité de couscous et 1 à 2 cuillérées d'huile d'olive extra-vierge. Retirez du feu, brassez, remettez le couvercle et laissez reposer environ 5 minutes. Assaisonnez au goût avec des épices orientales (cumin, cari...). Rendement : environ 2 tasses.

7. Achetez le yogourt en grand format et divisez-le vous même, plus économique et écologique. Vous pouvez aussi faire votre propre yogourt, sans disposer d'une yaourtière :

> Versez 1 litre de lait dans une casserole. Amenez au point d'ébullition. Chauffez une minute à feu doux sans faire bouillir. Faites refroidir rapidement (dans un contenant d'eau froide). Ajoutez une enveloppe de culture bactérienne lorsque le lait est encore tiède. Remuez bien, recouvrez d'un linge propre et déposez près d'une source de chaleur durant toute la nuit. Réfrigérez le lendemain matin. Conservation : 3 semaines au réfrigérateur.

Notez que les yogourts commerciaux aux fruits contiennent beaucoup de sucre. Ce dernier figure souvent en deuxième place dans la liste des ingrédients... avant les fruits ! Les yogourts « allégés » renferment souvent plus de sucre que les produits ordinaires.

MENU 2

Petit déjeuner :   Pamplemousse rose
Flocons d'avoine
Boisson de soya enrichie à saveur origi-
nale (pour cuire les flocons d'avoine)
Graines de lin moulues
Canneberges séchées

Repas du midi :   Tomates fraîches et champignons
Sardines en conserve
Galettes de riz nature
Fruits frais

Souper :   Pâtes de blé entier
Légumes variés à la vapeur
Cubes de tofu au tamari et au gingembre
Pommes séchées

Collations :   Légumes crus
Graines de tournesol

COMMENTAIRES

Temps de préparation
Petit-déjeuner : 10 minutes
Repas du midi : 0 minute
Souper : 10 à 15 minutes, selon la
quantité de légumes à préparer.

1. Les gros flocons d'avoine contiennent davantage de vitamines.

2. La qualité nutritive des boissons de soya varie selon les marques. Vérifiez les étiquettes d'après les critères suivants :

   - Préférez la saveur originale aux versions plus sucrées (vanille, fraises ou chocolat). Optez pour une marque contenant un maximum de 5 g de sucre par portion.
   - Les boissons de soya biologiques sont fabriquées à partir de fèves de soya exemptes d'OGM.
   - Achetez les boissons de soya enrichies, de façon à obtenir une valeur nutritive équivalente à celle du lait.

3. L'ingestion quotidienne de 15 ml de graines de lin moulues procure à l'organisme de précieuses substances :

   - Des acides gras essentiels de type oméga-3, que nous avons présentés précédemment.
   - Des phyto-œstrogènes : ces substances – dont la structure s'apparente à celle des œstrogènes produits par le corps – pourraient contribuer à la prévention des maladies cardiovasculaires, de l'ostéoporose et de certains cancers. Elles peuvent également soulager les bouffées de chaleur reliées à la ménopause. Les phyto-œstrogènes se trouvent principalement dans le soya sous forme d'isoflavones et dans les graines de lin sous forme de lignanes.

Le petit déjeuner proposé vous apportera à la fois ces deux types de phyto-œstrogènes. Vous pouvez moudre les graines de lin à l'aide d'un petit broyeur ou d'un moulin à café. Évitez de les moudre trop à l'avance (maximum 2 à 3 jours) et conservez les graines moulues au congélateur pour retarder l'oxydation des substances nutritives.

4. Les fruits séchés contiennent presque tous des produits de conservation appelés sulfites, susceptibles d'occasionner des migraines chez certaines personnes. Vous pouvez éviter ces additifs en achetant des fruits séchés biologiques.

5. Les sardines constituent un achat à la portée de tous les budgets. À moins d'habiter près de la mer, vous trouverez rarement des sardines fraîches. Optez alors pour des sardines mises en conserve dans l'eau de source ou dans l'huile d'olive. Elles fournissent à l'organisme de bons gras de la série oméga-3, des protéines, du calcium, du phosphore, des vitamines du complexe B et de la vitamine D.

    Les petits poissons, tels que les sardines, sont moins susceptibles d'accumuler dans leur chair des substances nocives provenant de la pollution des eaux, car celles-ci sont entreposées dans les tissus gras des gros poissons. Si vous n'aimez pas les sardines, choisissez d'autres variétés de poissons. Selon les recherches actuelles, il est recommandé de consommer deux à trois portions de poissons gras par semaine (saumon, sardine, hareng, maquereau, thon,) pour obtenir un effet protecteur au niveau cardiovasculaire.

6. Il devient de plus en plus difficile de trouver sur le marché des galettes de riz « nature » et sans sel ajouté. Certaines contiennent beaucoup de sucre (au chocolat, au caramel, pommes et cannelle), ou du sel (BBQ, sel et vinaigre, au fromage, aux tomates séchées). Les mini galettes de riz, dont raffolent les enfants, renferment même des gras hydrogénés !

7. Les pâtes de blé entier sont maintenant disponibles dans toutes les épiceries, mais le pourcentage de blé entier varie entre 25 et 100 % ! À la cuisson, elles restent un peu plus fermes et moins collantes que les pâtes blanches.

8. Cuisez les légumes à la vapeur en même temps que les pâtes : déposez les légumes dans une marguerite placée au-dessus de la casserole où cuisent les pâtes. Les légumes doivent rester croquants pour conserver le maximum de vitamines.

9. Le tofu provient du liquide extrait des fèves de soya. On y ajoute ensuite des sels de calcium ou de magnésium pour le solidifier. Originaire de Chine et connu depuis plus de 2000 ans, le tofu fut introduit en Occident au VIIe siècle par des moines japonais. Même si la consommation de tofu augmente, cet aliment à saveur plutôt neutre occupe une très petite place dans l'alimentation des Occidentaux. Tout comme les fèves de soya et les boissons de soya, il contient des acides gras essentiels (oméga-3 et oméga-6) et des phyto-œstrogènes. Les personnes qui ne consomment pas de produits laitiers auraient avantage à choisir le tofu fait à partir de sels de calcium.

   Un léger assaisonnement suffit à rehausser la saveur du tofu. Dans le menu 2, nous vous suggérons d'y ajouter un peu de sauce tamari et de gingembre. Achetez la sauce tamari, plus naturelle que la sauce soya, et choisissez-la *légère*, car elle contient moins de sel. Le gingembre en poudre peut remplacer le gingembre frais.

   Il existe deux sortes de tofu : le tofu ferme, plus riche en protéines et minéraux, qui s'utilise surtout pour les plats principaux (en cubes, en tranches ou râpé) et le tofu soyeux, de consistance plus crémeuse, qui sert à constituer des mousses aux fruits, des vinaigrettes à salade et des trempettes. Ce dernier peut également remplacer le yogourt et le fromage frais dans la plupart des recettes.

10. Consommez de petites quantités de fruits séchés, car la déshydratation augmente la teneur en sucres naturels des fruits. Riches en fibres, les fruits séchés assurent le bon fonctionnement intestinal. Ils constituent un bon choix lorsque la disponibilité des fruits frais diminue.

11. Achetez les graines de tournesol avec leur écale de façon à éviter les excès. Les noix et les graines fournissent beaucoup d'énergie sous un petit volume. Il s'agit d'un excellent choix pour les personnes qui ont un petit appétit et celles qui désirent prendre du poids.

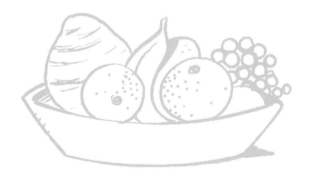

MENU 3

Petit déjeuner :
Mousse de tofu aux framboises
Graines de lin moulues
Germe de blé
Biscottes de seigle

Repas du midi :
Avocat et tomates
Crevettes
Pain intégral
Pruneaux frais

Souper :
Maïs en épi
Salade de verdures et fromage feta
Coupe de fraises et bleuets

Collations :
Melon d'eau (pastèque)
Arachides en écales

COMMENTAIRES

Temps de préparation
Petit-déjeuner : 5 minutes
Repas du midi : 0 minute,
si les crevettes sont déjà cuites.
Souper : environ 15 minutes

1. **Mousse de tofu aux framboises :** Dans un bol, mélanger 340 g de tofu soyeux mou (un contenant complet) et 1½ tasse de framboises fraîches ou décongelées.

Réduisez en purée et servez. Ajoutez des morceaux de fruits et des noix hachées, si désiré.

> Variante : Remplacer les framboises par d'autres fruits.
> Conservation : 1 ou 2 jours au réfrigérateur.
> Servir au petit déjeuner, au dessert ou à la collation.
> N.B. : Le tofu soyeux se trouve à l'épicerie et dans les magasins d'aliments naturels.

2. Le germe de blé contient des acides gras essentiels et des vitamines du groupe B.

3. Presque tous les craquelins et biscottes commerciales contiennent du shortening (gras hydrogéné), même ceux à grains entiers, aux légumes ou faibles en gras. Malgré tout, prenez le temps de lire les étiquettes et vous découvrirez quelques produits acceptables. Les craquelins de seigle de type «kavli» et les biscottes «wasa» constituent de bons choix.

4. L'avocat surpasse presque tous les fruits quant à sa valeur nutritive. Riche en potassium, acide folique, magnésium et fer, il contient en plus de bons gras monoinsaturés. Les personnes accusant un excès de poids devraient en consommer de petites quantités en raison de sa teneur élevée en matières grasses. Dégustez-le au naturel ou sous forme de guacamole en écrasant l'avocat à la fourchette et en y ajoutant des tomates ou de l'ail haché. Tartinez-le sur du pain intégral ou servez-le comme trempette avec les crevettes. Si vous préparez le guacamole à l'avance, ajoutez un filet de jus de citron pour l'empêcher de noircir.

5. Salade verte et fromage feta : Ajoutez à votre salade plusieurs légumes de couleurs et de formes variées et servez-vous une généreuse portion. Limitez par contre

la quantité de fromage feta, riche en sel et en matières grasses saturées. Si vous tenez à la vinaigrette, faites-la à base d'huile d'olive extra-vierge et de jus de citron (moitié-moitié). Le vinaigre de cidre ou de vin peut remplacer le jus de citron.

6. Les fraises, les bleuets et les autres baies renferment plusieurs vitamines et substances antioxydantes. Elles protégeraient l'organisme à différents niveaux. Par exemple, la consommation régulière de bleuets ou de canneberges préviendrait les infections de la vessie. Lavez soigneusement les fruits avant de les consommer. Les fraises figurent dans la liste des fruits les plus arrosés de pesticides !

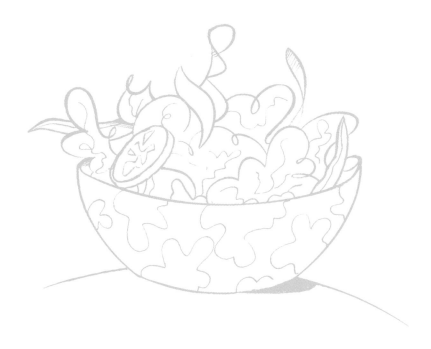

MENU 7

Petit déjeuner : « Dog banane » :
- petits pains 100 % blé entier
- Beurre d'arachide naturel
- Banane

Repas du midi : Légumes crus
Thon en conserve
Pain de grains germés
Fruits frais
Fromage

Souper : Riz brun
Carottes, navets et oignons à la vapeur
Lentilles aux tomates
Fruits séchés biologiques

Collations : Fèves de soya grillées
Pomme

COMMENTAIRES

Temps de préparation
Petit-déjeuner : 0 minute
Repas du midi : 0 minute
Souper : 20 à 25 minutes

1. Le « dog banane » représente la version santé du traditionnel hot-dog, sauf que la banane remplace la saucisse. Les adultes l'apprécient autant que les enfants ! Le

défi consiste à trouver des pains à hot-dog de blé entier. Une bonne baguette de pain de blé entier coupée en morceaux pourrait avantageusement les remplacer.

Le beurre d'arachide naturel, ou 100 % arachides, se trouve maintenant à l'épicerie. Comparez les listes d'ingrédients de deux sortes de beurre d'arachide :

- Beurre d'arachide naturel* : arachides. (**1 ingrédient**)
- Beurre d'arachide classique : arachides grillées, huile végétale hydrogénée, dextrines de maïs, sucre, dextrose, sel, peut contenir de la mélasse. (**6 ou 7 ingrédients**)

Variante : Le « dog ficello », c'est-à-dire des bâtonnets de fromage insérés dans de petits pains de blé entier.

2. Le thon constitue une excellente source de protéines. Frais, il renferme plus d'acides gras essentiels, mais il est plus dispendieux et moins accessible que le thon en conserve.

3. Le pain de grains germés : Fabriqué de façon artisanale, il ne s'agit pas vraiment d'un pain puisqu'il ne contient ni farine ni levure. Après avoir subi la germination, les grains sont façonnés en pain compact et cuits dans un four spécial à très basse température durant plusieurs heures. Cette cuisson lente libère les sucres naturels du grain, lui donnant ainsi une texture collante et une saveur sucrée. On pourrait même le servir comme dessert ! On ne lui ajoute ni sel, ni sucre, ni additifs, mais parfois des fruits séchés ou des graines. Les magasins d'aliments naturels le gardent congelé, car il ne contient aucun agent de conservation.

---

* Sans ajout d'huile hydrogénée, l'huile naturelle de l'arachide remonte à la surface du produit. Il suffit de bien mélanger le contenu du bocal à la première utilisation et de conserver le beurre d'arachide au réfrigérateur pour éviter la séparation.

4. Le riz brun exige habituellement 40 à 45 minutes de cuisson. Par contre, il existe un riz brun « converti », prêt en 20 à 25 minutes. Afin d'économiser temps et énergie, faites cuire une double quantité de riz et gardez-en la moitié pour servir en salade le lendemain (voir menu 5). Le riz brun fournit à l'organisme des fibres, des vitamines du complexe B et des minéraux.

5. Les légumes peuvent cuire en même temps que le riz dans une marguerite placée sur la casserole.

6. Les lentilles figurent parmi les légumineuses les plus nutritives après les fèves de soya. L'association du riz avec les légumineuses les rend très nourrissantes, car leurs protéines se complètent. Les mets typiques de l'Inde offrent souvent cette combinaison. Contrairement aux autres légumineuses, les lentilles ne nécessitent pas de trempage avant la cuisson. Les petites lentilles de couleur orange cuisent en 20 minutes, comme le riz! Vous pouvez aussi les faire cuire dans la même casserole. Ajoutez ensuite fines herbes, tomates, ail, oignons et huile d'olive au goût.

7. Les fèves de soya grillées constituent une collation nutritive à condition de les choisir non salées et d'en consommer de petites quantités : 45 ml (3 c. à soupe) de fèves soya grillées contiennent autant de phyto-œstrogènes et plus de protéines qu'une tasse de boisson de soya. Achetez-les nature, sans addition de sel ou d'autres épices. Elles représentent un choix intéressant pour les personnes allergiques aux arachides et aux noix. Leur facilité de conservation les rend pratiques en camping et en voyage.

8. Les fruits séchés vendus dans nos épiceries renferment presque tous des produits chimiques destinés à les conserver : des sulfites pour empêcher la croissance des moisissures, ou encore de l'anhydride sulfureux ou du peroxyde d'hydrogène pour fixer la couleur. Investissez plutôt dans l'achat d'abricots biologiques. Leur couleur brunâtre les rend peut-être moins attirants, mais vous consommerez un produit plus naturel.

MENU 5

Petit déjeuner :   Poires
Pain azyme ou pain pita
Fromage de chèvre
Noisettes en écales

Repas du midi :   Salade d'épinards, riz brun, noix de cajou
et fèves germées (avec huile de sésame et
sauce tamari)
Pêches

Souper :   Œufs brouillés au brocoli
Millet aux fines herbes
Pois mange-tout et poivrons rouges
Bleuets et cantaloup

Collations :   Fruits frais
Fromage ricotta

COMMENTAIRES

Temps de préparation
Petit-déjeuner : 0 minute
Repas du midi : 10 minutes,
si le riz est déjà cuit.
Souper : 20 minutes

1. Le pain azyme ressemble à une tortilla de blé entier. De
composition plus naturelle, il n'est pas fabriqué à partir
de *shortening* comme la plupart des tortillas de blé

commerciales. Vous le trouverez seulement dans les magasins d'aliments naturels. À défaut de pain azyme, achetez des pains pita ou vérifiez les étiquettes pour dénicher des tortillas de blé exemptes de shortening. Comparez ces produits :

- Pain azyme : Farine de blé entier biologique moulue sur pierre, (eau), sel, levure. (**3 ingrédients**)
- Tortillas de blé entier : Farine blanche enrichie, farine de blé entier, (eau), huile végétale hydrogénée (de canola), levure chimique, sel, propionate de sodium, monogly-cérides, acide fumarique, stéaroyl-2 lactylate de sodium. (**9 ingrédients**)

2. Consommez de petites quantités de fromage de chèvre en raison de sa teneur élevée en gras. Vérifiez le pourcentage de matières grasses (% m.g.) sur les emballages et choisissez les marques qui en contiennent un maximum de 20 %.Vous remarquerez que la majorité des fromages contiennent plus de 20 % de matières grasses.

3. Les noisettes fournissent de bons gras monoinsaturés tout comme les amandes.

4. Les épinards sont souvent vendus déjà lavés, mais nous vous suggérons quand même de les passer sous l'eau avant de les consommer, sans toutefois les faire tremper afin de conserver leur valeur nutritive.

5. La saveur et la couleur de l'huile de sésame varient selon le raffinage de l'huile. Utilisée principalement dans la cuisine asiatique, elle parfume les salades et se prête bien à la cuisson des légumes au wok. Elle contient elle aussi de bons gras.

6. Conservez toujours les noix de cajou au réfrigérateur, car elles rancissent rapidement. Placez-les dans un bocal en verre fermé pour éviter qu'elles n'absorbent les saveurs des autres aliments.

7. Les œufs étant très périssables, vérifiez toujours la date de fraîcheur inscrite sur l'emballage. Après cette date, ils demeurent comestibles, mais leur qualité diminue. Évitez de consommer des œufs dont la coquille est fêlée et conservez-les au réfrigérateur.
Notez que les œufs bruns et les œufs blancs possèdent la même valeur nutritive. La couleur de la coquille dépend de celle de la poule.

8. Le millet se trouve à prix très abordable dans la plupart des épiceries. Il possède une valeur nutritive intéressante et se retrouve parmi les rares céréales alcalinisantes, avec le quinoa et l'amarante. Il se substitue au riz et à la plupart des autres céréales. Portez à ébullition 1½ tasse (375 ml) d'eau. Ajoutez 1 tasse (250 ml) de millet et faites cuire à feu doux durant 15 à 20 minutes.
Le millet double de volume après la cuisson.

9. La saveur délicate des fromages frais se marie bien avec les fruits. Le fromage ricotta constitue un bon choix puisqu'il répond aux critères mentionnés précédemment (un maximum de 4 ingrédients). La composition du fromage cottage varie, mais ce produit renferme habituellement beaucoup de sel et d'additifs. Comparez ces deux étiquettes :

   • Fromage ricotta : lait pasteurisé, produits du lait, sel, acide lactique. (**4 ingrédients**)
   • Fromage cottage : substances laitières, culture bactérienne, sel, acide citrique, gomme de guar, mono et di-glycérides,

gomme de xanthane, gomme de caroube, dioxyde de carbone. (**10 ingrédients !**)

J'ai trouvé dans une épicerie un fromage cottage à l'ancienne sans sel ajouté, fabriqué à partir de trois ingrédients seulement : lait, culture bactérienne, présure. Lisez bien les étiquettes afin de découvrir les perles rares !

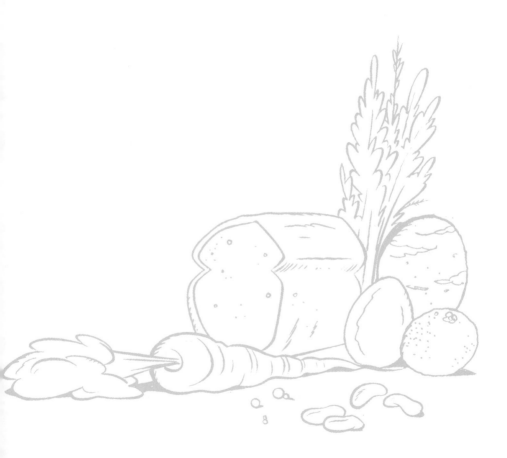

MENU 6

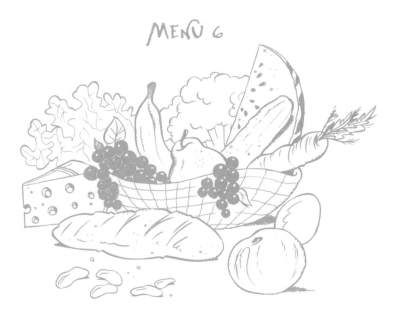

Petit déjeuner : Yogourt nature
Petits fruits d'été
Noisettes ou pacanes
Pain intégral

Repas du midi : Galettes de maïs
Fromage Oka
Bouquets de brocoli et de chou-fleur
Cantaloup ou melon miel

Souper : Filets de saumon aux olives noires
Quinoa
Haricots verts à la vapeur
Chocolat noir à 80-90 % de cacao
(20 g maximum)
Quelques fraises fraîches

Collations : Fèves de soya grillées
Melon d'eau (pastèque)

Temps de préparation
Petit-déjeuner : 0 minute
Repas du midi : 0 minute
Souper : 15 minutes

1. Les galettes de maïs se présentent comme les galettes de riz. Nouvellement arrivées sur le marché, elles présentent un bon profil nutritionnel… jusqu'à ce que l'industrie alimentaire décide d'offrir d'autres variétés au goût des consommateurs !

2. Le brocoli, le chou-fleur et les autres légumes de la famille du chou contiennent des substances appelées «sulforaphanes», connues pour leurs propriétés anti-cancérigènes. Le brocoli se classe parmi les « super légumes», car sa valeur nutritive surpasse la plupart d'entre eux. Considérez-le comme une assurance-maladie et consommez-en régulièrement, cru ou cuit.

3. Si vous digérez difficilement les melons, consommez-les comme collation plutôt qu'à la fin du repas. Très riches en vitamine C, le cantaloup constitue également une excellente source de bêta-carotène (pro-vitamine A) et de potassium. En saison, sa saveur est meilleure et son prix plus abordable.

4. Quelques olives noires dénoyautées et des brindilles de thym déposées sur un filet de saumon frais : un délice d'une telle simplicité ! Le poisson cuit rapidement. Une cuisson prolongée lui donne une texture caoutchouteuse.

5. Connaissez-vous le quinoa ? Appelée « blé des Incas », cette plante est cultivée depuis des siècles dans la région des Andes. Ses graines ressemblent à celles du millet et cuisent en 15 minutes. (Utilisez 375 ml ou 1½ tasse d'eau pour 250 ml ou 1 tasse de quinoa.) Considéré comme une céréale, il appartient plutôt à la famille de l'épinard. Le quinoa contient des protéines de meilleure qualité que celles des céréales. Il peut remplacer le riz dans les recettes et comme mets d'accompagnement. Une expérience culinaire à tenter ! Le seul inconvénient : son prix passablement élevé.

6. Vous ne pensiez pas retrouver le chocolat dans ces menus ? Il ne s'agit pas d'un aliment naturel, mais il peut occasionnellement figurer au menu à condition qu'il soit de qualité et consommé en petites quantités. Ne vous fiez pas à l'appellation « chocolat noir », car les pourcentages de cacao peuvent osciller entre 40 et 99 % ! Consultez les étiquettes et choisissez votre chocolat selon ces critères :

   - Un minimum de 70 % de cacao. Plus le pourcentage de cacao est élevé, moins il contient de sucre. Le chocolat à 80 % et plus de cacao représente le meilleur choix.
   - La pâte de cacao doit toujours se trouver en tête de la liste d'ingrédients, car c'est le principal constituant du cacao. À ne pas confondre avec le beurre de cacao. Le beurre de cacao est la matière grasse extraite du cacao. Nous pourrions le comparer au gras par rapport à la viande. Le « lard » n'est pas de la viande de porc et le « suif » n'est pas de la viande de bœuf. Alors attention : le beurre de cacao n'est pas du cacao.
   - Un maximum de 4 ingrédients (sans compter la vanille naturelle).
   - L'absence d'huiles hydrogénées ou d'huiles tropicales (de palme, de coco…)

Comparons maintenant ces étiquettes :

- Chocolat à 86 % de cacao : Pâte de cacao, sucre, beurre de cacao, lécithine de soya, vanille naturelle.
- Chocolat noir : Sucre, pâte de cacao (45 %), beurre de cacao, lécithine de soya, arôme naturel.
- Chocolat au lait : Sucre, substances laitières, beurre de cacao, pâte de cacao (30 %), matières grasses du lait, lactosérum en poudre, poudre de lait écrémé, extrait de malt, lécithine de soya, vanilline. (**10 ingrédients !**)
- Chocolat blanc : Sucre, ingrédients du lait, beurre de cacao, lécithine de soya, arômes naturels et artificiels. (Ne contient même pas de cacao !)
- Brisures aromatisées au chocolat : Sucre, huile de soya et de coton hydrogénées, poudre de cacao, lécithine, monostéarate de sorbitan, polysorbate 60, vanilline, sel.

N.B. : Le chocolat étant très calorifique, consommez-en de petites quantités. Un ou deux carrés (10 à 20 g) suffiront comme gâterie occasionnelle.

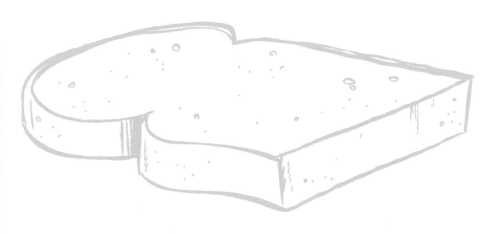

MENU 7

Petit déjeuner :   Pain de seigle entier
Fromage frais (fromage blanc)
Fruits frais

Repas du midi :   Soupe aux lentilles
Pain multigrains
Beurre de noisettes
Légumes crus
Jell-o au jus de fruits

Souper :   Poitrines de poulet épicées
Patates douces
Haricots verts
Fruits frais et trempette au yogourt

Collations :   Arachides en écales
Boisson de soya enrichie
(saveur originale)

COMMENTAIRES

Temps de préparation
Petit-déjeuner : 0 minute
Repas du midi : 5 minutes
Souper : temps variable selon
la quantité de légumes et
de fruits à couper.

1. Le véritable pain de seigle complet est difficile à trouver, car la plupart du temps, il est constitué de farine de blé colorée avec du caramel ou de la mélasse. Sa texture

dense et compacte ainsi que son goût prononcé le rendent moins populaires auprès des consommateurs.

- **Pain de seigle pumpernickel** : farine de blé, farine de seigle, (eau), pâte à levain, graines de carvi, **colorant caramel**, levure, propionate de calcium.
- **Pain de seigle noir** : farine de seigle entière, (eau), sel, levure.

2. Le fromage frais de type « quark » et le fromage blanc de type « petit suisse » contiennent des protéines et une quantité minime de matières grasses. Leur saveur acidulée rappelle celle du yogourt nature. Combinés à des fruits hachés, ils se tartinent bien sur du pain ou des craquelins et constituent un déjeuner savoureux. Fabriqués à partir de quatre ingrédients, ils correspondent aux critères « nature » :

> Fromage de type « quark » : lait écrémé, concentré de protéines du lait, culture bactérienne, présure. (Ne contient pas de sel ajouté.)

3. Soupe aux lentilles : Utilisez un bouillon de légumes ou un bouillon de poulet *maison*. Ajoutez des oignons hachés, des carottes râpées, des fines herbes et quelques gouttes de sauce tamari. Versez des lentilles dans le bouillon et faites cuire environ 1 heure à feu doux. Les lentilles contiennent des fibres, du fer et des protéines qui se complètent bien avec le pain et le beurre de noisette. Consommez un légume riche en vitamine C pour améliorer l'absorption du fer : tomates, poivrons, brocoli…

4. Considéré comme un luxe à cause de son prix, le beurre de noisette (ou d'aveline) n'en demeure pas moins un plaisir gustatif incomparable ! Conservez-le au réfrigérateur pour préserver sa saveur et sa valeur nutritive.

5. *Jell-o au jus de fruits :* Dans un bol, déposez un sachet de gélatine neutre. Recouvrez de 30 ml (2 c. à soupe) d'eau froide. Pendant ce temps, faites chauffer 250 ml (1 tasse) de jus de fruits. Versez sur la gélatine et brassez pour dissoudre. Ajoutez 250 ml (1 tasse) de jus de fruits froid. Mélangez. Ajoutez 125 ml (½ tasse) de morceaux de fruits. Versez dans des coupes à dessert et laissez prendre au froid au moins 3 heures.

   N.B. : N'ajoutez pas d'ananas frais, ni de kiwi, car ils contiennent une enzyme qui liquéfie la gélatine ; celle-ci ne prendrait pas. Par contre, l'ananas en conserve n'a pas cet effet, car il a été chauffé durant le procédé de mise en conserve et cette enzyme est détruite à la chaleur.

6. Pour préparer le poulet épicé, mélangez ensemble les ingrédients suivants :

   - 10 ml (2 c. à thé) d'origan
   - 5 ml (1 c. à thé) de thym
   - Paprika, poivre et poudre chili

   Badigeonnez de crème sure légère ou de yogourt nature des poitrines de poulet désossées. Enrobez-les du mélange d'épices et faites cuire dans une poêle antiadhésive durant 20 à 25 minutes ou jusqu'à la disparition complète de la couleur rosée.

7. La patate douce (aussi appelée patate sucrée) contient beaucoup de vitamine A et du potassium. Sa belle couleur orangée contraste avec les haricots verts.

8. L'arachide appartient à la famille des légumineuses et non des noix. Elle contient des protéines et de bons gras monoinsaturés comme l'amande, l'olive et la noisette. Achetez-les au naturel, dans leur écale, pour éviter les excès. Rejetez les arachides tachées, noircies ou moisies, car l'arachide peut être contaminée par une moisissure appelée « aflatoxine ».

MENU 8

Petit déjeuner :	Crème de tofu aux petits fruits
	Graines de lin moulues
	Germe de blé
	Pain de grains germés
Repas du midi :	Assiette de fruits frais
	et de fromage sur lit de laitues
	Biscottes à grains entiers
Souper :	Légumes d'été sautés aux noix de cajou
	Riz sauvage
	Fruits de saison
Collations :	Graines de tournesol
	Cerises

COMMENTAIRES

Temps de préparation
Petit-déjeuner : 5 minutes
Repas du midi : le temps de laver les fruits.
Souper : 20 minutes, si le riz a été mis à tremper au préalable.

1. Pour le dîner, utilisez des fruits de saison de préférence et servez-en une généreuse portion. Utilisez le fromage avec parcimonie ou remplacez-le par des noix si désiré.

2. Les noix de cajou se prêtent bien à la cuisson et leur saveur se marie bien avec le riz sauvage. Elles cuiront

avec les légumes dans une petite quantité d'huile d'olive extra-vierge.

3. On l'appelle « riz sauvage », mais il s'agit plutôt d'une plante aquatique originaire d'Amérique du Nord, utilisée depuis longtemps par les Amérindiens. Comme il est difficile à produire et à récolter, son prix est assez élevé. Par souci d'économie, on peut le mélanger avec du riz brun. Il prend environ 40 minutes à cuire, mais son temps de cuisson peut diminuer de moitié si vous prenez soin de le faire tremper durant la journée.

4. Les fruits locaux et saisonniers constituent le meilleur choix en raison de leur fraîcheur, de leur saveur et de leur coût.

5. La valeur nutritive de la pistache se compare à celle des différentes noix. Choisissez des pistaches non salées et non colorées.

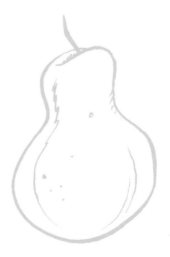

MENU 9

Petit déjeuner : Muesli :
- Yogourt nature
- Flocons d'avoine
- Morceaux de pommes
- Canneberges séchées
- Germe de blé

Repas du midi : Crudités
Fromage en grains
Tortillas de maïs
Fruits frais

Souper : Chop suey : fèves germées,
champignons, poivrons, lanières
de poulet
Riz brun à l'ail
Fondue au chocolat à 70 % de cacao
avec morceaux de fruits

Collations : Légumes crus
Cubes de fromage

COMMENTAIRES

Temps de préparation
Petit-déjeuner : 5 minutes
Repas du midi : 0 minute
Souper : 20-25 minutes

1. **Muesli :** Faire tremper les flocons d'avoine dans le yogourt nature durant toute la nuit au réfrigérateur. Ajouter les autres ingrédients juste avant de servir.

   N.B. : Conserver le germe de blé au réfrigérateur pour l'empêcher de rancir.

2. Le **fromage en grains** est un fromage cheddar dont le temps de maturation a été réduit pour obtenir une pâte semi-ferme de saveur douce. Riche en matières grasses saturées et en sel, il doit être consommé en petites quantités.

3. Les **tortillas de maïs** se vendent dans les épiceries sud-américaines sous forme congelée, car elles sont très périssables. Elles peuvent se remplacer par des tortillas de blé, mais la plupart contiennent du shortening. Achetez plutôt du pain azyme ou des pains pita de blé entier.

4. Le **chop suey peut se faire de plusieurs façons.** Vous pouvez par exemple ajouter aux fèves germées divers légumes aux formes et aux couleurs variées et faire cuire le tout dans un wok. Vous pouvez également substituer le poulet par des crevettes ou des cubes de tofu et assaisonner le tout avec un peu de sauce tamari réduite en sel et du gingembre frais.

MENU 10

Petit déjeuner : Fruit frais
Céréales de blé filamenté non sucrées
Lait ou boisson de soya enrichie
(saveur originale)
Graines de lin moulues

Repas du midi : Panini de blé entier (tomates, ricotta
et basilic)
Légumes crus (carottes, navet, céleri…)
Salade de fruits frais

Souper : Filet de sole au thym et au germe de blé
Choux de Bruxelles et carottes
Pommes de terre bouillies
Compote de pommes non sucrée

Collations : Brochettes de légumes
Craquelins de seigle

COMMENTAIRES

Temps de préparation
Petit-déjeuner : 0 minute
Repas du midi : 5 à 15 minutes
Souper : environ 15 minutes

1. Le fromage ricotta contient peu de matières grasses et de sel. Sa courte liste d'ingrédients le classe parmi les

bons choix : lait, culture bactérienne, sel, présure, chlorure de calcium. Choisissez surtout des fromages de
fabrication locale.

2. Utilisez du basilic frais pour rehausser la saveur douce
de la ricotta et des tomates. Il surpasse toutes les fines
herbes pour son contenu en vitamines A et C.

3. La tomate renferme un antioxydant, le lycopène, récem-
ment reconnu pour prévenir certains cancers, notamment le cancer de la prostate. La cuisson ainsi que l'ajout
de matières grasses, telles que l'huile d'olive, augmentent
la biodisponibilité du lycopène. Pour cette raison, la
sauce aux tomates contient plus de lycopène que la tomate fraîche.

4. Faites cuire les pommes de terre avec la pelure afin de
conserver leur valeur nutritive. Les choux de Bruxelles et
les carottes peuvent cuire dans une marguerite placée
dans la même casserole. Remplacez souvent la pomme
de terre par la patate douce, plus riche en vitamine A.
Durant l'automne, modifiez le menu en servant différentes variétés de courges, toutes aussi nutritives et
savoureuses.

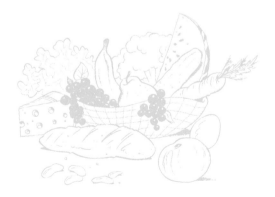

MENU 11

Petit déjeuner : Crème Budwigg :
- 1 banane (écrasée à la fourchette)
- 10 ml d'huile d'olive extra-vierge
- 10 ml de graines de lin moulues
- 15 ml de quinoa moulu
  (ou autre céréale)
- 30 ml de yogourt nature
  ou de tofu soyeux

Repas du midi : Salade estivale (tomates, concombres, oignons, olives noires, fromage) et vinaigrette (huile d'olive et vinaigre balsamique)
Pain à grains entiers au levain
Poires

Souper : Chili (avec ou sans viande)
Légumes
Tofu ferme râpé
Pain pita de blé entier
Yogourt nature

Collations : Noix en écales
Fruits séchés

COMMENTAIRES

Temps de préparation
Petit-déjeuner : 5 minutes
Repas du midi : 10 minutes
Souper : 10 minutes, si les haricots
sont déjà cuits.

1. Popularisée par le Dr Kousmine au début des années 80, la crème Budwigg reste une valeur sûre pour commencer la journée : phyto-œstrogènes, bons gras (oméga-3 et monoinsaturés), fibres, protéines, sucres naturels… tout cela dans un bol !

   - L'huile d'olive peut être remplacée par de l'huile de canola pressée à froid (conserver cette dernière au réfrigérateur).
   - D'autres céréales peuvent se substituer au quinoa : millet, riz, avoine, orge, sarrasin…
   - Ajoutez au goût : germe de blé, noix hachées, morceaux de fruits frais ou séchés.

2. Ajoutez très peu d'huile d'olive à la salade, car le fromage contient déjà des matières grasses. Le vinaigre balsamique peut même remplacer complètement l'huile.

3. Le pain au levain, fabriqué de façon artisanale, diffère du pain commercial par sa texture plus dense et sa saveur légèrement acidulée. Le levain consiste en une portion de pâte fermentée non cuite prélevée d'une préparation précédente. Constituée de levures et de bactéries, cette pâte a un taux d'acidité qui empêche le développement de bactéries nocives. Le pain au levain, plus digestible, se conserve mieux sans l'ajout de produits de conservation. La préparation plus longue de ces

pains justifie leur coût plus élevé. Choisissez de préférence des pains à grains entiers plus riches en vitamines et minéraux.

4. Chili végétarien : Il s'agit de remplacer la viande par une *simili viande hachée* composée de protéines de soya et de blé. Ce produit pratique ressemble à s'y méprendre à la viande hachée cuite.

Bien entendu, on s'éloigne un peu de la nature, la liste des ingrédients est assez longue, mais elle referme de bons éléments :

> «Sans-viande hachée» : (eau), protéines de soya, produit de protéines du blé, arôme naturel, extrait de malt, jus de canne biologique évaporé, sel, épices, germe de blé, son d'avoine.
>
> N.B. : Ce produit est enrichi en vitamines du groupe B, en fer et en zinc pour lui conférer une valeur nutritive semblable à celle de la viande.

Si vous utilisez de la viande, choisissez-la maigre et prenez soin de la faire cuire assez longtemps, jusqu'à la disparition de la couleur rosée, afin de détruire toutes les bactéries.

Pour le chili, vous pouvez tricher un peu et utiliser des haricots rouges en conserve : c'est prêt en un clin d'œil après une dure journée de travail. Rincez-les bien pour enlever le surplus de sel, puis ajoutez de la sauce chili et des légumes hachés (oignons, ail, poivrons).

MENU 12

Petit déjeuner : Fruit frais
Pain à grains entiers
Beurre de noisette ou de tournesol

Repas du midi : Pain de seigle ou de blé entier
Tofu à tartiner
Légumes crus : céleri, courgettes,
poivrons…
Pastèque ou cantaloup

Souper : Couscous aux légumes : couscous de blé
entier, légumes de saison, pois chiches,
sauce tomate et épices.
Yogourt nature et morceaux de fruits

Collations : Noix et fruits séchés

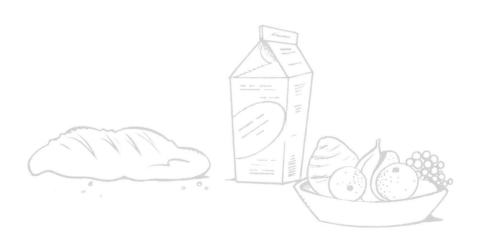

COMMENTAIRES

Temps de préparation
Petit-déjeuner : 0 minute
Repas du midi : 10-15 minutes
Souper : environ 15 minutes, si les
pois chiches sont déjà cuits.

1. À défaut de beurre de noisette ou de tournesol, utilisez du beurre d'arachide naturel (100 % arachides).

2. Si vous achetez le tofu à tartiner, optez pour le produit affichant la plus courte liste d'ingrédients. Certaines pâtes de tofu sont très salées et contiennent beaucoup de gras, car on y ajoute de la mayonnaise. Les pâtes à tartiner *maison* coûtent moins cher, mais se conservent moins longtemps. Préparez de petites quantités à la fois et conservez-les au réfrigérateur :

   > Tofu à tartiner : Écrasez à la fourchette 250 ml (1 tasse) de tofu. Ajoutez 15 ml (1 c. à soupe) d'huile d'olive extra-vierge, 10 ml (2 c. à thé) de sauce tamari légère, 10 ml (2 c. à thé) de moutarde forte* et des légumes finement hachés. Bien mélanger et réfrigérer. Rendement : 2 à 3 portions.

3. Couscous *version rapide*: Utilisez des pois chiches en conserve. Rincez-les à l'eau froide pour enlever l'excès de sel. Hors saison, achetez des légumes surgelés : mélange marocain, italien, polynésien, cantonnais… le choix ne manque pas! Variante : Ajoutez des morceaux de poulet cuit.

---

* Moutarde forte : Consultez la liste d'ingrédients pour choisir une moutarde sans sulfites.

4. Préparez vos propres mélanges de noix et de fruits séchés en utilisant des noix fraîches (non rôties et non salées) et des fruits séchés biologiques (sans sulfites). Les mélanges commerciaux sont souvent plus dispendieux et renferment parfois du sel, du sucre et des additifs. Dans certains cas, les raisins secs sont enrobés d'huile végétale hydrogénée !

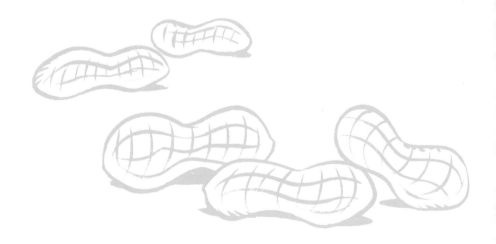

MENU 13

Petit déjeuner : Galettes de sarrasin
Yogourt nature ou fromage frais
mélangé à des fruits frais ou séchés

Repas du midi : Légumes crus
Roulés à l'hummus : pain pita de blé
entier, hummus et feuilles de laitue
(roulés en cigares)
Salade de fruits frais

Souper : Pâtes de blé entier (pennine ou fusillis)
Légumes cuits à la vapeur avec
coriandre fraîche
Fromage ou tofu râpé
Yogourt nature

Collations : Pommes
Fèves de soya grillées

COMMENTAIRES

Temps de préparation
Petit-déjeuner : 15 minutes
Repas du midi : 10-15 minutes,
selon la quantité de légumes.
Souper : 15 minutes

1. Considéré comme une céréale, le sarrasin appartient
plutôt à la famille de la rhubarbe et de l'oseille. La farine

de sarrasin provient des graines séchées et broyées. La couleur et la valeur nutritive varient selon le taux d'extraction : une couleur foncée indique une plus grande quantité de nutriments. Dépourvue de gluten, cette farine ne lève pas à la cuisson, mais se prête bien à la confection de crêpes appelées communément *galettes de sarrasin* :

- Délayez 375 ml (1½ tasse) de farine de sarrasin avec 500 ml d'eau, de lait ou de boisson de soya.
- Ajoutez un œuf battu si vous le désirez.
- Mélangez à l'aide d'un fouet et versez dans une poêle un quart de tasse à la fois.
- Cuire 2 à 3 minutes de chaque côté.
 N. B. : Conservez la farine de sarrasin au réfrigérateur pour éviter qu'elle devienne rance.

2. **L'hummus** est une spécialité libanaise confectionnée avec une purée de pois chiches additionnée de beurre de sésame, d'huile d'olive et de jus de citron. Elle se mange froide tartinée sur des pains pita ou comme *trempette* avec des légumes crus. Pour une consommation occasionnelle, achetez le produit commercial, car la recette *maison* nécessite l'achat d'un robot culinaire ou d'un mélangeur pour obtenir une purée de consistance lisse. La courte liste d'ingrédients rencontre nos critères d'alimentation naturelle.

 Hummus : Pois chiches, tahini*, jus de citron, sel de mer, jus d'ail.

3. **Les fruits frais** peuvent être consommés au dessert ou à la collation.

---

* Le tahini, ou beurre de sésame, provient des graines de sésame broyées formant une pâte semi-liquide semblable au beurre d'arachide. Très utilisé comme condiment en Asie et au Moyen-Orient, cet aliment possède une bonne valeur nutritive.

4. La **coriandre**, appelée aussi *persil chinois,* est employée dans plusieurs mets asiatiques. Les feuilles de coriandre fraîches, riches en vitamine C et en fer, parfument agréablement les soupes et les mets à base de légumes. Elles peuvent être remplacées par des feuilles de cresson.

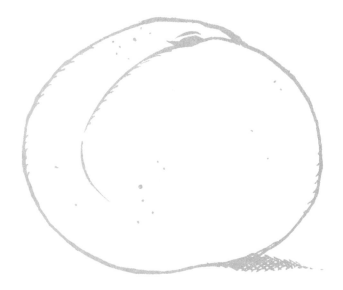

MENU 14

Petit déjeuner : Granola-nature (non cuite) :
- Flocons d'avoine
- Germe de blé
- Graines de tournesol
- Pommes séchées
- Canneberges séchées

Ajouter un peu de boisson de soya enrichie ou du lait
Fruits frais

Repas du midi : Tartines de crevettes
Bouquets de brocoli et chou-fleur
Brochettes de fruits frais
Yogourt nature

Souper : Paella aux poulet ou aux fruits de mer :
- Riz brun (cuit avec du safran)
- Huile d'olive extra-vierge ou de canola
- Pois verts, poivrons rouges, oignons,
- Ail haché

Salade verte
Prunes ou pruneaux

Collations : Galettes de maïs
Fromage frais

COMMENTAIRES

Temps de préparation
Petit-déjeuner : 0 minute
Repas du midi : 5 à 10 minutes,
selon les quantités à préparer.
Souper : 25 minutes

1. Plusieurs céréales commerciales contiennent plus de 15 % de sucre, y compris les céréales achetées dans les magasins d'aliments naturels. La granola-nature suggérée dans ce menu ne contient que des aliments nutritifs et aucun sucre ajouté. Vous pouvez également créer votre propre mélange selon vos goûts.
Le lait peut remplacer la boisson de soya.

2. Tartines de crevettes : Sur des tranches de pain de blé entier, déposez des feuilles de laitue et des tranches de tomates. Recouvrez de fromage frais et de crevettes. Parsemez d'olives noires, si désiré. Agréable à l'œil et au goût, ce menu léger est apprécié surtout durant la saison estivale. Variante : remplacez la laitue par des feuilles de basilic frais.

3. Les brochettes donnent un air de fête aux fruits. Choisissez de préférence les produits de saison. À défaut de brochettes, utilisez des cure-dents.

4. Préparez la paella en cuisant le riz directement dans une poêle. Faites revenir les légumes dans l'huile d'olive extra-vierge ou de canola. Ajouter le riz non cuit, une pincée de safran et de l'eau (deux fois plus d'eau que de

riz). Couvrez et laissez mijoter environ 25 minutes ou jusqu'à ce que l'eau soit absorbée. Ajoutez au goût : poulet, fruits de mer, légumineuses…

> N.B. : Utilisez le safran avec discrétion. Une pincée suffit à parfumer tout un plat de paella. Achetez le safran en filaments, car la poudre est souvent falsifiée. Pour obtenir une meilleure répartition de la couleur jaunâtre, il est préférable de le mettre à tremper une quinzaine de minutes dans l'eau chaude avant d'ajouter le safran aux autres ingrédients.

5. Prune ou pruneau ? La prune représente le fruit frais. Le pruneau est une prune déshydratée. Profitez de l'été pour découvrir les différentes variétés de prunes. Le reste de l'année, utilisez des pruneaux. Mis à tremper la veille, ils seront parfaitement hydratés le lendemain. Les pruneaux, ainsi que leur jus, exercent une action légèrement laxative surtout s'ils sont consommés le soir. Deux ou trois pruneaux suffisent, car la déshydratation concentre les sucres naturellement présents dans les fruits frais.

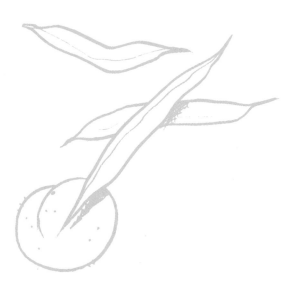

 SIMPLIFIEZ VOTRE ALIMENTATION

MENU 15

Petit déjeuner : *Pom' Burger :* Petit pain de blé entier farci avec des tranches de fromage et de pommes (ou compote de pommes non sucrée)
Poires ou pêches

Repas du midi : Pain de grains germés
Sardines ou saumon
Variété de légumes crus
Salade de fruits frais

Souper : Soupe-repas aux lentilles
(avec carottes, oignons et navets)
Pain de seigle entier
Fromage de chèvre
Kéfir

Collations : Graines de courge ou de citrouille
Boisson de soya enrichie

COMMENTAIRES

Temps de préparation
Petit-déjeuner : 0 minute
Repas du midi : 10 minutes
Souper : 25 minutes

1. Le *Pom' Burger* suggéré au petit déjeuner peut également être servi le midi ou le soir. Le fromage cheddar accompagne bien les pommes, mais le fromage suisse ou le brie peuvent s'y substituer. Variante : remplacez les pommes par des poires.

2. Ajoutez beaucoup de légumes dans la soupe aux lentilles (voir recette au menu 7). Les *légumes-racines,* plus longs à cuire, se prêtent bien à la préparation de cette soupe. Variez les légumes en essayant à l'occasion le panais, le salsifis, le chou-rave ou le rutabaga. Même les radis, habituellement consommés crus, sont délicieux dans les soupes.

3. Originaire du Caucase, le kéfir est surtout utilisé en Europe de l'Est et en Russie. Il commence à peine à se faire connaître en Amérique. Le kéfir, tout comme le yogourt, résulte de la fermentation du lait. La fabrication du yogourt nécessite des bactéries, alors que le kéfir requiert deux types de ferments : les bactéries et les levures. Moins répandu que le yogourt, le kéfir se trouve maintenant dans plusieurs épiceries, au comptoir des produits laitiers. Nous vous suggérons le produit commercial, car les cultures nécessaires à sa fabrication sont rares sur le marché. À l'achat, vérifiez la date de fraîcheur du kéfir, conservez-le au réfrigérateur et utilisez-le rapidement, car il se conserve moins longtemps que le yogourt. Bien qu'on lui attribue certaines propriétés curatives, d'autres recherches s'avèrent nécessaires pour déterminer son action sur le système immunitaire et son rôle dans la longévité.
    N. B. : Le kéfir aux fruits contient du sucre ajouté.

4. Les graines de courge et de citrouille contiennent du zinc et des acides gras essentiels.

Menus pour les occasions spéciales

Les menus précédents conviennent bien au quotidien. Mais nous avons parfois besoin de briser la routine. Développez votre créativité pour ajouter une touche d'originalité à vos repas de tous les jours. Il suffit parfois de soigner le décor et le contexte dans lequel vous prenez vos repas.

Depuis plusieurs années, nous organisons un souper familial tous les dimanches soir. Chacun apporte ses suggestions et participe à la préparation du repas selon sa disponibilité. Parfois, j'ai droit à un congé alors que mon mari prépare le repas avec les enfants ! Même si nous servons un mets spécial, la simplicité reste toujours au rendez-vous. Une belle nappe, des bougies, des fleurs et la table prend tout à coup un air de fête ! L'ambiance varie selon le choix du chef : musique classique et lumière tamisée, musique entraînante avec des accents du Sud, etc. À cette occasion, même Fox, le chien, a droit à sa petite gâterie !

Auparavant, lorsque nous voulions nous retrouver en couple, mon mari et moi, nous allions au restaurant les samedis soir. Cependant, nous étions parfois déçus des restaurants bondés, de l'atmosphère enfumée, du bruit, de la lourdeur des repas et de l'addition qui n'était pas toujours proportionnelle à la qualité des plats. Bien qu'il nous arrive encore d'y aller à l'occasion, nous préférons nos soupers de couple du samedi soir à la maison. À ce moment-là, la chambre se métamorphose en salle à manger intime. Nous nous détendons en mangeant dans le calme une nourriture saine et délicieuse dans un environnement sans bruit et sans fumée, le transport et l'addition en moins !

Si votre budget le permet, voici une suggestion originale pour les soirées d'hiver : un pique-nique en tête-à-tête dans une chambre d'hôtel! Choisissez une chambre avec une vue sur un décor agréable. Ne cuisinez rien à l'avance : passez auparavant chez le traiteur ou au marché où vous choisirez votre pain préféré, de bons fromages, du saumon fumé, des tomates fraîches… Apportez un bon vin ou du porto, du chocolat noir, des fruits et un bouquet de fleurs! Ou encore, commandez des sushis et passez les prendre juste avant d'arriver à votre chambre. Accompagnez-les de saké si vous le désirez (il n'est pas toujours nécessaire de le faire chauffer). Et si vous avez oublié les baguettes, les sushis se mangent aussi avec les doigts! Vous pouvez prendre vos aises contrairement au restaurant. La suite est laissée à votre discrétion…

Afin de ne rien oublier, nous gardons toujours à notre disposition un sac ou un panier à pique-nique *prêt-à-partir* contenant tout le nécessaire : couverts, nappe et serviettes en tissu, bougies, bougeoirs, allumettes, baguettes, petite planche en bois, couteau à pain, bouteille de vin, coupes à vin, tire-bouchon, sans oublier le *vacu-vin* (la modération a bien meilleur goût!). De retour à la maison, nous reconstituons le sac à pique-nique qui servira à d'autres escapades improvisées! Durant l'été, de nombreux sites extérieurs offrent un décor romantique.

À vous de choisir la formule qui vous convient le mieux, pourvu qu'elle vous offre le dépaysement recherché.

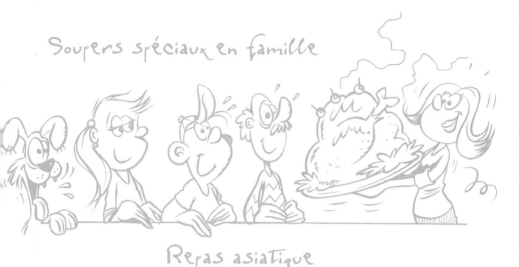

Soupers spéciaux en famille

Repas asiatique

Menu :   Soupe chinoise
          Légumes mijotés au wok
              avec lanières de poulet
          Riz au jasmin
          Coupe de fruits exotiques
          Biscuits de fortune
          Thé vert

Ambiance :   Une musique de violons chinois

Remplacez les ampoules électriques ordinaires par des ampoules rouges pour transformer les abat-jour en *lanternes chinoises*! Mangez avec des baguettes!

COMMENTAIRES

1. Soupe chinoise : Utilisez un bouillon de légumes ou un bouillon de poulet *maison* si possible puisqu'il est moins salé et plus naturel que les poudres commerciales. Ajoutez de fins morceaux de champignons, des feuilles de cresson et des oignons verts hachés. Incorporez très

peu ou pas du tout de vermicelle, car le repas comprend déjà un féculent : le riz.

2. Nous utilisons l'expression légumes *mijotés* plutôt que celle de légumes *sautés*, car aucune huile n'est ajoutée dans le wok. Versez-y plutôt un peu d'eau additionnée de gingembre frais haché et un peu de sauce tamari. Lorsque le wok est chaud, ajoutez les légumes, les morceaux de poulet ou des crevettes. Utilisez des légumes aux formes et aux couleurs variées pour obtenir un mets qui plaît autant à l'œil qu'au palais.

3. Le riz au jasmin est un riz blanc dépourvu de fibres. Mais son odeur parfume agréablement la pièce lors de la cuisson ! S'il est accompagné d'un plat aux légumes et suivi d'un dessert aux fruits, la teneur en fibres du repas est acceptable.

4. Fruits exotiques : Si vous avez l'occasion d'aller dans le quartier chinois, procurez-vous des litchis, des mangues ou d'autres fruits exotiques. Sinon, faites comme plusieurs Chinois : mangez des oranges comme dessert !

5. Les baguettes chinoises sont disponibles dans toutes les boutiques asiatiques et ne coûtent pas cher. L'utilisation des baguettes nécessite un certain apprentissage, mais vous vous y habituerez assez vite. Essayez ! Nous y avons initié nos enfants dès leur plus jeune âge et ils les utilisent maintenant avec dextérité.

6. Les enfants ont toujours du plaisir à lire les petits messages à l'intérieur des biscuits de fortune. Ces petits biscuits ont l'avantage de ne pas ajouter beaucoup de gras au repas.

Repas mexicain

Menu :   Salade mexicaine
              Chili
              Tortillas fraîches ou
                  nachos *maison*
              Guacamole ou salsa
              Bananes glacées enrobées
                  de chocolat noir
                  (70 % de cacao)
              Café mexicain équitable

Ambiance :   Une musique de Mariachis
              Portez votre paréo et
                  votre sombrero !

COMMENTAIRES

1. **Salade mexicaine :** Mélangez du maïs en grains et des poivrons verts et rouges hachés. Ajoutez de la coriandre fraîche ou du cresson haché et versez un filet d'huile d'olive. Vous obtiendrez une salade colorée et rafraîchissante !

2. **Chili :** Voir commentaires du menu 11.

3. **Tortillas :** Pour un repas typiquement mexicain, procurez-vous des tortillas de maïs en vente dans les épiceries d'importation. Habituellement, elles sont conservées au congélateur. Sinon, achetez des tortillas de blé entier que l'on retrouve dans tous les marchés d'alimentation.
   Nachos *maison* : Badigeonnez les tortillas d'une mince couche d'huile d'olive. À l'aide de ciseaux propres,

taillez des pointes de tortillas et faites-les griller dans un four très chaud jusqu'à ce qu'elles soient croustillantes et dorées. Surveillez-les durant la cuisson pour éviter de les faire brûler. Servez-les chaudes accompagnées de guacamole ou de salsa.

4. Guacamole : Choisissez un avocat bien mûr, retirez la chair et écrasez-la à la fourchette. Ajoutez 5 ml (1 c. à thé) de jus de citron pour l'empêcher de noircir, 15 ml (1 c. à soupe) d'oignons finement hachés, une gousse d'ail hachée et la moitié d'une petite tomate hachée finement. Si vous ne trouvez pas d'avocat mûr à point pour faire le guacamole, servez les nachos avec de la salsa.

5. Des bananes glacées! Elles remplacent avantageusement la crème glacée commerciale (le gras, le sucre et les additifs en moins!). Pelez et congelez les bananes entières sur des bâtonnets ou en morceaux sur des cure-dents. Vous obtiendrez un dessert économique des plus naturels, prêt en un clin d'œil, et apprécié de tous, surtout lors des journées de canicule! Pour les jours de fête, faites couler un filet de chocolat noir fondu sur les bananes ou sur tout autre fruit congelé au préalable. Utilisez du chocolat à 70 % de cacao, car un chocolat plus concentré en cacao fond difficilement. Faites-le fondre dans un petit bol, au-dessus d'une source de chaleur de faible intensité, comme la flamme d'une bougie par exemple.

6. Servez du café mexicain équitable : les producteurs de café mexicains sont parmi les plus exploités par le commerce international. L'achat de café équitable constitue une façon de contrer cette exploitation. Pour plus de détails, consultez le chapitre 1.

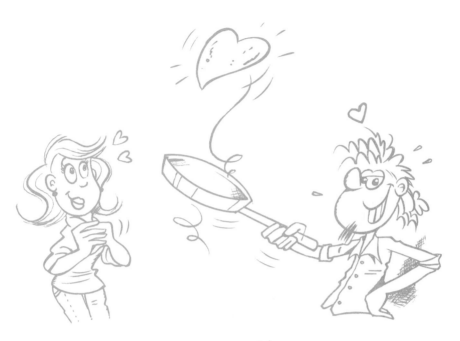

Menu de Saint-Valentin

Menu :
Cœurs de céleri farcis
Salade de pétoncles
    et cœurs de palmiers
Mignon de veau
    aux cœurs d'artichauts
Duo de petits choux
Vin rouge
Mousse aux fruits de la passion
Des chocolats baci contenant
    des petits messages d'amour.

Ambiance :
Nappe rouge, bougies et
serviettes de table roses
Ballons en forme de coeur
Musique : ballades romantiques

COMMENTAIRES

Pour l'occasion, des mets aux noms évocateurs ont été choisis : «cœurs», «passion», «mignon», «petits choux»… Libre à vous de composer un autre type de menu pour la circonstance : des mets aux couleurs roses et rouges ou des mets aux vertus prétendument aphrodisiaques !

1. **Cœurs de céleri farcis :** Innovez en remplaçant le fromage par de l'hummus, du tofu à tartiner ou de la pâte d'olives noires.

2. **Salade de pétoncles et de cœurs de palmiers :** Faites pocher les pétoncles durant une à deux minutes et laissez refroidir. Évitez de prolonger la cuisson, car ils auront une consistance caoutchouteuse. Tranchez les pétoncles et les cœurs de palmiers. Ajoutez un peu de sauce à salade composée de crème sure légère, d'oignons verts et de persil hachés. Déposez sur des feuilles de laitue. Décorez d'un quartier de tomate.

3. **Mignon de veau aux cœurs d'artichauts :** Vous pouvez acheter des tournedos de veau, moins chers que le filet mignon. Dans une poêle antiadhésive, faites revenir les tournedos de veau des deux côtés. Ajoutez les cœurs d'artichauts, du poivre et des fines herbes au goût. Déglacez avec un peu de vin et servez.

4. **Duo de petits choux :** Choux de Bruxelles et bouquets de chou-fleur cuits à la vapeur *al dente*. Pour une présentation plus attrayante, ajoutez des lanières de poivrons rouges.

5. Le **vin rouge** renferme des polyphénols réputés pour leurs propriétés antioxydantes. Mais attention, il ne

        SIMPLIFIEZ VOTRE ALIMENTATION

s'agit pas d'un mode de prévention à encourager! L'alcool n'est pas une substance naturelle pour l'organisme et il est contre-indiqué dans plusieurs cas : grossesse, croissance, diabète, maladies du foie, hypertension, taux sanguin de triglycérides élevé, antécédents d'alcoolisme, etc. Il serait susceptible d'augmenter les risques de cancer du sein, même en quantité modérée. Ses propriétés préventives contre les maladies cardio-vasculaires seraient dues à la présence de révératrol, un puissant antioxydant. Par contre, on peut retrouver cette substance dans le jus de raisin rouge, sans les effets négatifs de l'alcool. Pour les adultes en bonne santé, une consommation occasionnelle et limitée ne causerait pas de problème. Des sulfites sont presque toujours utilisés dans la fabrication des vins. Si vous êtes sujets aux migraines, achetez des vins agrobiologiques, en vente dans à plusieurs endroits.

6. Mousse aux fruits de la passion : Achetez-la dans une bonne pâtisserie, car elle n'est pas facile à réaliser. Les fruits de la passion frais sont plutôt rares!

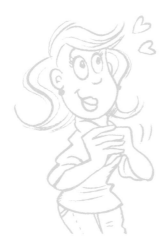

Brunch du dimanche

Les convives peuvent préparer les crêpes au fur et à mesure en se relayant ou bien les hôtes les font cuire à l'avance et les gardent au chaud.

Menu :
    Jus de fruits pétillant
    Crudités et trempette aux fines herbes
    Variété de crêpes (au choix) :
- Au blé entier
- À l'avoine
- Au sarrasin

Garnitures salées :
    Légumes cuits *al dente*
        (brocoli, chou-fleur,
            asperges…)
    Cubes de poulet cuit
    Fruits de mer (crevettes,
        pétoncles, palourdes…)
    Sauce tomate
    Sauce béchamel
    Fromage râpé

Garnitures sucrées :
    Morceaux de fruits frais
    Yogourt nature
    Compote ou coulis de fruits
    Noix hachées
    Chocolat noir râpé
        (plus de 70 % de cacao)

Surprise :
    Des «œufs de coq» !

COMMENTAIRES

1. **Jus de fruits pétillant :** Ajoutez 3 bouteilles de 750 ml d'eau minérale pétillante à 3 boîtes de jus de fruits concentré congelé. Versez le tout dans un pot de 4 litres ou dans un bol à punch. Ajoutez des morceaux de fruits et des glaçons si vous le souhaitez. Préparez la boisson juste avant de la servir. Utilisez des jus de fruits non sucrés et non pas des boissons à saveur de fruits.

2. **Pâte à crêpes**
   - **Au blé entier :** 500 ml (2 tasses) de farine de blé entier
     500 ml (2 tasses) de lait ou de boisson de soya
     2 œufs
     15 ml (1 c. à soupe) d'huile d'olive ou de canola
   - **À l'avoine :** Remplacez 250 ml (1 tasse) de farine de blé entier par des flocons d'avoine (gruau). Laissez reposer environ 10 minutes avant de faire cuire.
   - **Au sarrasin :** Remplacez 250 ml (1 tasse) de farine de blé entier par de la farine de sarrasin.
     Dans un bol, mélangez tous les ingrédients à l'aide d'un fouet. Versez 60 ml (¼ tasse) de cette préparation dans une poêle légèrement huilée. Faites cuire les crêpes des deux côtés. Donne 18 petites crêpes par recette.

     N. B. : Faites de petites crêpes de façon à pouvoir goûter à quelques variétés sans dépasser votre appétit.

3. **Sauce béchamel :** Dans la partie supérieure d'un bain-marie, mélangez 30 ml (2 c. à soupe) d'huile d'olive ou de canola avec 60 ml (¼ tasse) de farine. Ajoutez graduellement 500 ml (2 tasses) de lait écrémé ou partiellement écrémé en remuant à l'aide d'un fouet. Faites cuire au bain-marie jusqu'à épaississement.

4. **Fromage :** Servez du parmesan râpé. Sa saveur prononcée permet d'éviter les excès. Notez qu'il existe aussi du parmesan partiellement écrémé.

5. Chocolat noir : Pour un choix moins gras, remplacez le chocolat par de la poudre de cacao pur. Remplissez-en une salière ou une petite bouteille à épice trouée. Saupoudrez sur les crêpes.

6. Intriguez vos invités avec des «œufs de coq»: Dans le fond de chaque assiette à dessert, étalez une couche de yogourt nature ou aromatisé à la vanille. Utilisez des assiettes de couleur foncée, contrastant avec le yogourt. Au centre, déposez une moitié d'abricot. Utilisez de préférence des abricots en conserve, ceux-ci étant parfaitement lisses et uniformes. Saupoudrez d'un soupçon de muscade. L'illusion est parfaite : on a vraiment l'impression de voir un œuf sur le plat !

7. Un dernier conseil : Évitez de trop manger et obéissez à votre appétit. C'est parfois tentant de goûter à tout ! Utilisez avec parcimonie fromage, noix, sauce béchamel et chocolat.

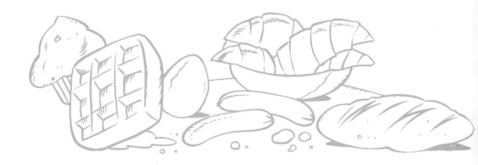

Souper entre amis

Menu :   Salade verte
Fondue chinoise :
- Lanières de viande
- Fruits de mer
- Cubes de tofu aux herbes
- Légumes : bouquets de brocoli, bouquets de chou-fleur, champignons, morceaux de poivrons, etc.
- Sauces à fondue

Baguette de pain de blé entier
Vin rouge
Pêches flambées au kirsch
Thé vert

COMMENTAIRES

1. Une fondue chinoise : Rien de mieux pour un repas de fête à déguster lentement en famille ou entre amis! Vous n'avez rien à cuisiner à l'avance et chaque convive peut choisir en fonction de son appétit et de ses préférences. Préparez une belle grande assiette de légumes crus pour accompagner les lanières de viande. Prévoyez des poissons, des fruits de mer et des cubes de tofu pour les végétariens. Un bon bouillon de légumes remplacera les bouillons en conserve salés et remplis d'additifs.

2. Oubliez également les diverses sauces commerciales et créez vos propres sauces à base de yogourt nature ou de crème sure légère.

Ajoutez les ingrédients suivants :

- sauce tamari, gingembre haché, ail et un peu de miel ;
- moutarde de Dijon, ail et miel ;
- pesto et tomates séchées.

Vous pouvez aussi utiliser vos recettes en remplaçant la mayonnaise par la crème sure légère afin d'obtenir des sauces moins grasses.

3. **Pêches flambées au kirsch :** Pelez et coupez les pêches. Dans une poêle antiadhésive, chauffez les pêches à feu doux. Ajoutez environ 30 ml (2 c. à soupe) de kirsch. L'alcool s'évapore à la cuisson, mais la saveur reste. On peut utiliser d'autres fruits et d'autres boissons alcoolisées, par exemple des bananes ou des ananas flambés au rhum. Durant la saison chaude, une bonne salade de fruits frais nature ou aromatisée d'un soupçon de kirsch serait plus rafraîchissante.

L'alimentation simplifiée ne signifie pas d'éviter complètement de cuisiner ! Apprêter des mets est un loisir agréable lorsque vous avez le temps et le goût de le faire. Essayez tout de même de dénaturer le moins possible vos aliments. Les quatre derniers menus prouvent que vous pouvez servir des plats spéciaux en y investissant le minimum de temps.

Quatre

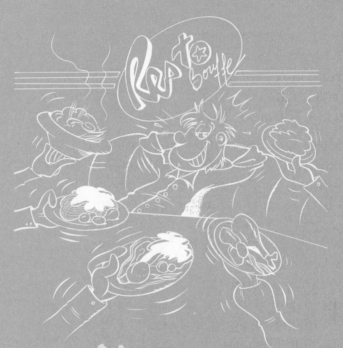

Manger simplement, à l'extérieur de chez soi

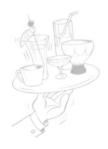

L E MANQUE DE TEMPS peut pousser les familles à consommer des mets pré-cuisinés ou à manger plus souvent au restaurant. Les aliments consommés à l'extérieur ou achetés déjà préparés au supermarché représentent environ 40 % de l'alimentation d'une personne.

- Plus des deux tiers (68 %) des Canadiens et des Canadiennes déclarent manquer de temps, ce qui représente une augmentation de 22 % depuis 1997.
- Environ 13 % d'entre-eux déclarent ne pas avoir le temps de préparer des repas nutritifs.
- Presque les trois quarts (74 %) des gens qui travaillent à l'extérieur et 56 % de ceux qui restent à la maison mangent rapidement en effectuant diverses tâches en même temps.
- Au moins une fois par semaine, 39 % des Canadiens et Canadiennes mangent dans leur voiture ou dans un autre véhicule.
- Les Canadiens et les Canadiennes consacrent environ le tiers de leur budget alimentaire (28 %) aux repas pris au restaurant, pour emporter ou livrés à la maison.

Les repas au restaurant

Un nombre croissant de gens mangent au restaurant, et ce, pour différentes raisons :

- Pour rompre la routine.
- Pour sortir en famille ou entre amis.

- Pour relaxer et pour se faire servir.
- Par manque de temps ou d'idées pour préparer les repas.
- Pour découvrir des mets exotiques.
- Pour célébrer une occasion spéciale.
- Lors de voyages et de repas d'affaires.

Les restaurants ne pratiquent pas vraiment la *simplicité alimentaire*. Les aliments sont tellement transformés qu'on n'identifie plus la saveur des ingrédients de base. Les menus rivalisent d'originalité pour présenter les mets, mais nous donnent peu d'indices au sujet de leur composition. Lorsque nous mangeons au restaurant, nous ne réalisons pas la quantité de gras, de sucre et de sel que nous pouvons ingurgiter! De plus, les portions démesurées offertes aux consommateurs influencent nos habitudes de consommation.

Le concept de simplicité ne favorise pas la fréquentation régulière des restaurants, mais ne l'exclut pas non plus. Déroger occasionnellement à ses habitudes ne fait aucun tort et nous empêche de basculer dans la rigidité et la contrainte. Permettez-vous d'y aller de temps à autre, juste pour le plaisir de vous faire servir!

Avant d'analyser les différentes catégories de restaurants, voici quelques conseils généraux s'adressant aux personnes soucieuses de leur alimentation lorsqu'elles mangent à l'extérieur :

- Évitez de sauter un repas avant d'aller au restaurant. Nous vous suggérons même de prendre une collation une ou deux heures avant. Vous serez moins tentés de vider la corbeille à pain avant le repas!
- Demandez la sauce à salade ou la vinaigrette à part. Ainsi, vous pourrez limiter la quantité consommée.

- Privilégiez les sauces aux tomates, aux herbes, aux légumes ou au vin. Évitez les sauces au fromage ou à la crème (Alfredo, rosée, carbonara) et ne terminez pas la sauce avec le pain !
- Faites remplacer les frites par des légumes ou de la salade.
- Commencez votre repas par des crudités, une salade ou un jus de légumes. Vous rehaussez le contenu en vitamines de votre repas tout en modérant votre appétit pour les mets plus consistants.
- N'ajoutez pas de sel et mangez peu d'aliments salés au cours des repas suivants.
- Renseignez-vous quant au mode de cuisson ou de préparation, aux mets d'accompagnement, à la grosseur des portions... N'hésitez pas à demander des modifications : par exemple, *grillé* ou *poché* plutôt que *frit* ou *pané*, moins de riz et plus de légumes...
- Ne vous obligez pas à vider l'assiette si les portions sont trop généreuses. Voici quelques suggestions pour éviter le gaspillage :
  - demandez une demi-portion ;
  - commandez une salade et une entrée au lieu d'un plat principal ;
  - emportez les restes.
- Commandez une salade de fruits comme dessert. Si vous optez pour un dessert plus riche, partagez votre portion avec un autre convive.
- Si vous prenez du vin, commencez à le boire vers le milieu du repas. C'est une bonne façon d'en limiter la quantité. Si vous conduisez la voiture après le repas, soyez plus vigilant encore et calculez votre consommation d'alcool :
  - Une femme de 110 lb (50 kg) métabolise 1 consommation/heure.

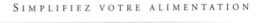

- Un homme de 170 lb (77 kg) métabolise 1½ consommation/heure.

Sachez qu'une consommation correspond à :

- 100-125 ml de vin
- 1 bière (330 ml)
- 50 ml de digestif (cognac, crème de menthe…)
- 30 ml de boisson forte (rhum, gin, vodka…)

Choisissez de préférence un restaurant où les plats sont servis dans de la vraie vaisselle au lieu de contenants jetables. Ainsi, vous contribuez à la protection de l'environnement.

Examinons maintenant les catégories de restaurants les plus populaires :

- Les restaurants familiaux.
- Les buffets.
- Les restaurants santé.
- Les *fast food* et les *sandwicheries*.
- Les restaurant *fine cuisine* ou *haut de gamme*.
- Les restaurants de cuisine étrangère.
- Les bars laitiers ou crémeries.

Les restaurants familiaux

Dans cette catégorie, nous retrouvons les différentes chaînes de restaurants (les franchisés), disséminées un peu partout à travers la province et parfois à l'extérieur : les rôtisseries, pizzerias, restaurants de pâtes… Ils affichent un menu et des prix uniformes partout où ils se trouvent. Le choix et la qualité répondent à des normes préétablies. Donc, pas de surprises ! Nous savons à quoi nous attendre !

Ils constituent un choix intéressant pour les familles, puisqu'ils offrent des menus pour enfants. Certains leur réservent une aire de jeux ou du matériel ludique. Les deux exemples suivants vous aideront à effectuer de meilleurs choix.

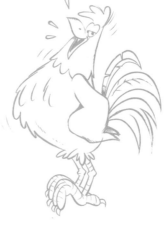

Rôtisserie

Deux menus table d'hôte :

Salade de chou crémeuse Soupe poulet et nouilles Cuisse poulet (avec peau) Frites Sauce BBQ ½ pain à hamburger Tarte au sucre Boisson gazeuse

Salade de chou traditionnelle Jus de légumes Cuisse poulet (sans peau) Légumes Sauce BBQ (½ portion) Salade de fruits Thé, café ou lait

 Deux additions :

Calories : **1735** Gras : **79 g** Fibres : **2 g** Repas sans dessert : **1050** calories **58 g** de gras

Calories : **507** Gras : **21 g** Fibres : **8 g** *Moins de sel, moins de sucre, plus de vitamines, tout ça pour le même prix !*

Pizzeria

Toute garnie (croûte épaisse)	Végétarienne (croûte mince)

¼ d'une pizza de 12 pouces
(30 cm)
+
Petite salade César
+
Boisson gazeuse
(format moyen)

¼ d'une pizza de 12 pouces
(30 cm)
+
Salade du jardin
(vinaigrette légère)
+
Eau de soure ou minérale

Deux additions :

Calories :1085
Gras : 54 g

Calories : 518
Gras : 21 g
Fibres : 21 g

*Plus de fibres, moins de sel
et plus de vitamines*

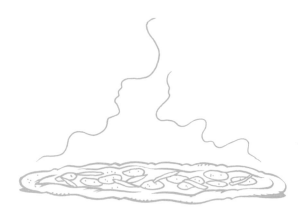

La pizza peut occasionnellement constituer un choix acceptable à condition :

- De limiter les quantités.
- De l'accompagner d'une salade.
- D'éviter les frites.
- De préférer les variétés sans saucisson ou autres viandes grasses.
- De privilégier les croûtes minces (évitez les croûtes farcies).
- De demander la croûte au blé entier lorsque celle-ci est disponible.
- D'oublier les *extra* riches en matières grasses : bacon, saucisses, olives, fromage… Ces aliments sont également très salés.

Comparez la valeur nutritive des mets offerts dans les pizzerias et les restaurants de pâtes afin d'effectuer de meilleurs choix.

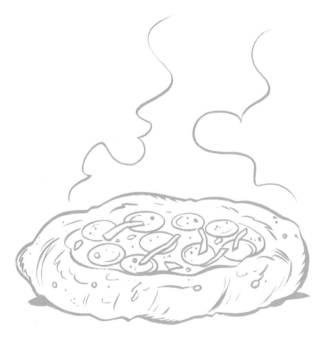

Mets	Énergie (calories)	Glucides (g) (sucres**)	Protéines (g)	Lipides (g) (gras)
Pizza*(1 pointe format moyen) Croûte mince				
Au fromage	200	22	10	9
Toute garnie	280	23	13	15
Végétarienne	190	24	8	7
Pizza* (1 pointe format moyen) Croûte épaisse				
Au fromage	200	28	12	14
Toute garnie	340	30	14	18
Végétarienne	270	30	10	12
Pizza*(1 pointe grand format) Croûte farcie				
Au fromage	360	39	18	16
Au pepperoni	420	40	21	21
Végétarienne	340	42	16	14
Entrées :				
Bâtonnets de fromage frits (4)	370	30	20	22
Bruschetta (2)	185	5	4	5
Jus de légumes	25	5	1	0
Pain à l'ail (1)	150	25	3	5
Salade du chef	110	10	1	7
Salade César	245	10	5	22
Pâtes portion ordinaire				
Sauce tomate	620	110	18	12
Sauce à la viande	680	110	25	17
Sauce à la crème	850	110	24	34
Sauce Alfredo	1060	110	30	55
Desserts				
Tiramisu	260	25	4	16
Gâteau fromage	320	25	6	22
Crème caramel	230	35	7	7
Biscotti (2)	128	22	3	3

*   Pizza : Multiplier ces chiffres par le nombre de pointes de pizza consommées.

**   Glucides (sucres) : Ils comprennent l'amidon, les sucres naturels des légumes, ainsi que les sucres ajoutés.

MANGER SIMPLEMENT À L'EXTÉRIEUR...

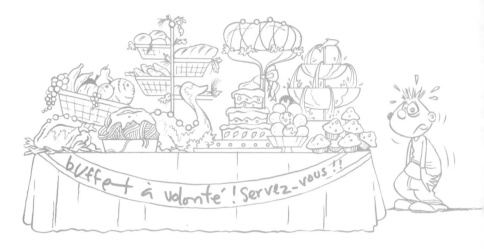

Les buffets

Connaissez-vous l'origine du mot *buffet*? Il viendrait du mot *ambigu*. Au XVIIIe siècle, un *ambigu* était un genre de collation de luxe, servie le soir ou la nuit, à l'issue d'un spectacle ou d'une fête. Cette coutume se retrouva 250 ans plus tard sous la forme du souper, pris à minuit, après le théâtre, dans les restaurants autour des Halles de Paris. Vu l'heure tardive, tous les services étaient mélangés et servis froids sur une grande table et même sur les *buffets!*

Aujourd'hui, nous pourrions bien qualifier d'*ambiguë* notre attitude devant ces tables remplies de victuailles! Les buffets *à volonté* (*All you can eat* comme le disent si bien nos voisins du Sud) font souvent flancher les meilleures volontés! Quels sont les *pour* et les *contre*? Ces endroits présentent quelques avantages :

- Aucun temps d'attente.
- Possibilité de voir les mets avant de choisir.
- Coût généralement abordable.

Par contre, le vaste choix et le service *à volonté* favorisent souvent la surconsommation et le gaspillage. S'il vous arrive de fréquenter ces endroits, les conseils suivants peuvent vous aider à mieux choisir :

- Faites l'inventaire complet des mets avant de vous servir et choisissez d'abord vos plats préférés. Lorsque vous aurez moins faim, les autres aliments seront moins tentants. Lors d'une consultation, une personne m'expliquait que durant son enfance, elle avait l'habitude de manger d'abord les aliments qu'elle aimait le moins et gardait le *meilleur* pour la fin. Alors, même si elle n'avait plus faim, elle vidait toujours son assiette! Aujourd'hui, elle fait le contraire et elle a perdu ses kilos excédentaires. Il ne faut pas s'obliger à goûter à tout!
- Prenez une assiette plus petite.
- Choisissez les légumes et les salades *nature* et n'ajoutez pas ou très peu de vinaigrette ou de sauce.
- Évitez les salades à la mayonnaise : vous limitez les risques de contamination tout en réduisant le gras. Les légumes marinés et les fruits dans le sirop peuvent parfois camoufler un manque de fraîcheur.
- Délaissez les petits «accompagnements» souvent riches en gras et en sel : croûtons frits, miettes de bacon, craquelins, sauces et croustilles assorties.
- Respectez les proportions de l'assiette santé : au moins une demi-assiette de légumes, un quart d'assiette de protéines (légumineuses, poisson, viande, œufs, tofu…), un quart d'assiette de féculents (riz, pain, pâtes…). Si vous prenez un deuxième service, choisissez surtout des légumes. Vous allégerez le contenu énergétique de votre assiette tout en augmentant la teneur en vitamines, minéraux et fibres.

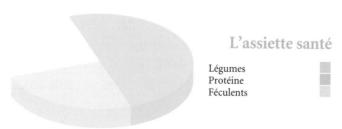

L'assiette santé

Légumes
Protéine
Féculents

- Privilégiez les sources de protéines maigres : légumineuses, poulet et poisson (non panés), œufs durs…
- Sélectionnez les meilleurs gras selon leur disponibilité et consommez-les avec modération : olives, avocats, noix hachées, graines de tournesol…
- Évitez le plus possible les fritures, les mets servis dans une pâte à tarte ou en feuilletés (timbales, vol-au-vent…).
- Mangez lentement tout en vous relaxant et en savourant vos aliments. Vous profiterez davantage de votre repas et vous serez moins enclin aux excès.
- Faites une pause avant de vous servir à nouveau, le temps de vous demander si vous avez encore faim. Ce délai vous permettra de percevoir vos signaux de satiété.
- Fréquentez les buffets où le prix est proportionnel au poids de votre repas (prix au gramme). Plus le repas est lourd, plus il coûte cher ! Quel impact modérateur efficace !

Terminons cette section sur une note humoristique.

Un couple se servait à un buffet. L'homme en était à sa quatrième assiette lorsque sa femme lui dit :
– Arrête, tu vas passer pour un goinfre !
– Mais non ma chérie, chaque fois, je disais que c'était pour toi !

Les restaurants santé

Le souci des consommateurs pour une saine alimentation se reflète par la prolifération des restaurants à vocation particulière : restaurants végétariens, biologiques, restaurants spécialisés dans les petits déjeuners santé, etc. Certains d'entre eux offrent des choix valables, mais ils ne représentent pas forcément des valeurs sûres !

Dans les restaurants végétariens, choisissez :

- les salades et les légumes peu cuits;
- les pains à grains entiers et les céréales complètes;
- les fruits et le yogourt comme dessert.

Évitez :

- les quiches et les pâtés (aux légumes, au millet, au seitan…) dont la pâte est presque toujours préparée avec du shortening ou de la margarine;
- les pâtisseries : même celles faites avec du miel ou du sucre brut contiennent trop de sucre ajouté. La plupart du temps, elles sont confectionnées avec de l'huile de tournesol contenant beaucoup d'acides gras oméga-6. Cet acide gras occupe déjà une place trop importante dans l'alimentation au détriment des acides gras oméga-3 (voir chapitre 1, section « Le cholestérol »).

Limitez :

- les mets à densité énergétique élevée, ceux contenant des noix ou du fromage (plats gratinés, pizzas…);
- les mets préparés avec de la sauce soya très salée : riz, pâtes, tofu...

Les petits déjeuners santé

On nous a toujours dit que le petit déjeuner était le repas le plus important de la journée. Les restaurants spécialisés dans le service des petits déjeuners l'ont bien compris. On peut même y prendre son repas du matin jusqu'à 15 heures et manger à peu près de tout et en grande quantité : omelettes à quatre œufs, trio de crêpes, mégagaufres au sirop ou à la crème fouettée, etc. Quelques belles pièces de fruits pour décorer l'assiette et lui faire mériter l'appellation d'«assiette santé». Mais… trop, c'est trop! Commandez une demi-portion ou partagez votre repas avec un autre convive.

Les fast-food (restauration rapide)

Les années 90 ayant amené un mode de vie plutôt effréné, les consommateurs recherchent une alimentation allant de pair avec le rythme de leurs activités. Les *fast food* viennent alors à leur secours. Environ 30 % des Québécois y mangent au moins une fois par semaine.

Depuis qu'ils sont tenus en partie responsables du taux croissant d'obésité dans la population, plusieurs *fast food* ont révisé leur menu en offrant des mets moins gras. Mais ils sont encore bien loin de la nature : les légumes ne font qu'une discrète apparition accompagnés de vinaigrettes commerciales et les fruits frais brillent encore par leur absence! Pour ceux et celles qui tiennent à fréquenter ces endroits, ne serait-ce qu'à l'occasion, voyons les compromis à faire afin de limiter les dégâts.

Dans un des *fast food* les plus connus, il est maintenant possible, pour le même prix, de substituer les frites du menu «trio» pour la salade (une économie d'environ 400 calories!). Comparons ces deux menus :

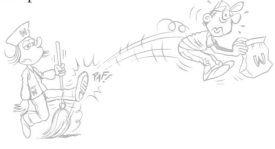

SIMPLIFIEZ VOTRE ALIMENTATION

Menu standard	Menu Allégé
Burger double Frites (format moyen) Boisson gazeuse Sundae au chocolat	*Burger* au poulet grillé (sur pain de blé entier) Salade et quartier de citron Eau de source ou minérale Parfait au yogourt et aux petits fruits

Total : **1469 calories** **58 g de gras**	Total : **570 calories** **12 g de gras** *Presque 3 fois moins* *de calories. 5 fois* *moinsde gras!*

Le dessert est facultatif, vous pouvez très bien vous contenter d'un fruit frais à la sortie du *fast food.*

Mises en garde concernant les *fast food*

Presque tous les mets issus de la restauration rapide contiennent trop de sodium (sel). Souvent, les mets allégés en contiennent davantage. Nous consommons en moyenne 10 fois trop de sel! N'oublions pas qu'une consommation excessive de sel diminue l'absorption du calcium et prédispose à l'hypertension artérielle.

Burger ordinaire . . . . **820 mg de sodium.**
(115 g de viande)

Végé *Burger* . . . . **1364 mg de sodium.**

Riches en vitamines et en fibres, les salades-repas représentent un choix santé, mais limitez les vinaigrettes commerciales contenant beaucoup d'additifs et de sodium. Pressez plutôt un quartier de citron sur votre salade pour en rehausser la saveur.

Salade californienne à la mandarine **18 mg de sodium** (salade seule)

Salade californienne . . . . **264 mg de sodium** (+ vinaigrette à la framboise)

Petite salade du jardin . . . . **9 mg de sodium** (salade seule)

Petite salade du jardin . . . . **329 mg de sodium** (+ vinaigrette italienne légère)

Salade César au poulet . . . . **802 mg de sodium** (salade seule) (en raison des miettes de bacon très salées).

Salade César au poulet . . . . **1508 mg de sodium** (+ vinaigrette César crémeuse légère)

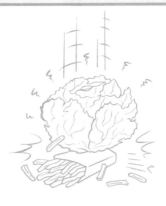

SIMPLIFIEZ VOTRE ALIMENTATION

❧ Les *fast food* incitent à la surconsommation en faussant la notion de portion normale. Par exemple, une boisson gazeuse de format habituel (ou format moyen) équivaut à 2 grands verres (495 ml) et contient 11 c. à thé de sucre! Imaginez le format géant! Certains *fast food* offrent même les boissons gazeuses *à volonté*!

❧ La restauration rapide contribue à accroître la pollution. Les mets sont presque toujours servis dans de la vaisselle jetable non biodégradable. Si vous désirez contrer cette pratique, vous devriez :

- Fréquenter les endroits où les aliments sont servis dans de la vraie vaisselle.
- Manger sur place plutôt que de commander un repas à emporter ou d'utiliser le service à l'auto.
- Laisser la vaisselle sur place. Les tasses se retrouvent parfois par terre à l'extérieur du resto ou encore dans la poubelle! Certains établissements ont même enlevé les poubelles afin de diminuer les pertes de vaisselle...

Les *sandwicheries*

Le sandwich doit son nom à un aristocrate anglais, le comte de Sandwich, un joueur invétéré qui supportait mal d'interrompre une partie de cartes pour aller manger... D'où l'invention par son cuisinier des deux tranches de pain enfermant du jambon ou une autre viande. Aujourd'hui adopté dans le monde entier selon les habitudes de chaque peuple, on le trouve sous la forme de panini, bagel, *wrap* (pains plats), pita, ciabatta, croissant, sous-marin ou foccacia... Faisant concurrence aux *burgers*, les sandwichs présentent souvent les mêmes inconvénients :

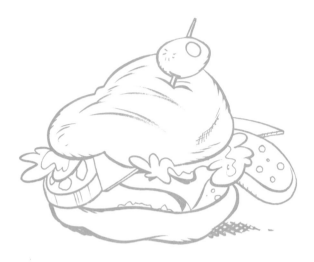

* Pauvres en fibres (pain blanc dans la majorité des cas).
* Contenu élevé en sodium en raison de l'omniprésence des charcuteries, du fromage et des condiments.

Par exemple :

Panini jambon-fromage . . . . **1084 mg de sodium**
Bagel au fromage à la crème
    et saumon fumé . . . . . . **1080 mg de sodium**
Wrap poulet et salade . . . . . . **1124 mg de sodium**
Sous-marin de 6 pouces (15 cm)
    bacon-tomates . . . . **1513 mg de sodium**
2 fajitas au poulet avec salsa . . **1530 mg de sodium**

Le spécial du jour est servi avec une soupe? Ajoutez 1000 mg de sodium. Le tout équivaut à presque une cuillère à thé de sel !

* La quantité de protéines est parfois insuffisante.
* Les pains sont trop gros : les bagels, paninis, *wrap* pèsent 100 g ou plus, soit l'équivalent de 3 ou 4 tranches de pain !

Les meilleurs choix dans les *sandwicheries* :

* Choisissez des pains plus petits : pains pita, kaiser (à grains entiers si possible).
* Garniture : poulet grillé, thon, saumon, œufs, fruits de mer.
* Accompagnement : salade (vinaigrette à part) au lieu d'une soupe très salée. Choisissez de préférence une salade de légumes plutôt qu'une salade de pâtes ou de riz, les féculents étant largement contenus dans le pain.
* Pour diminuer la quantité de matières grasses, demandez de remplacer la mayonnaise par de la moutarde ou une sauce légère.
* Évitez les croissants riches en gras.

Les restaurants *fine cuisine*

Si votre budget l'autorise, vous pouvez vous permettre à l'occasion une halte gastronomique dans un restaurant *haut de gamme*. Ces restaurants présentent plusieurs avantages :

* Ils privilégient les produits frais.
* Ils préparent les mets juste avant le service.
* Ils utilisent de la vraie vaisselle et une nappe en tissu (moins de déchets polluants).
* Nous y mangeons plus lentement.
* L'atmosphère est moins bruyante et plus relaxante qu'ailleurs.
* Une attention particulière est accordée à la présentation des mets.

Par contre :

* Ils ne sont pas à la portée de tous.
* Certains mets contiennent beaucoup de matières grasses : soupes et sauces à base de crème, desserts riches, fromages et pain en plus du repas…

- Les portions sont parfois trop généreuses (ou trop petites!).
- Le service lent peut inciter à consommer plus de boissons alcoolisées.

Étant donné la rareté des fréquentations, les avantages l'emportent sur les inconvénients.

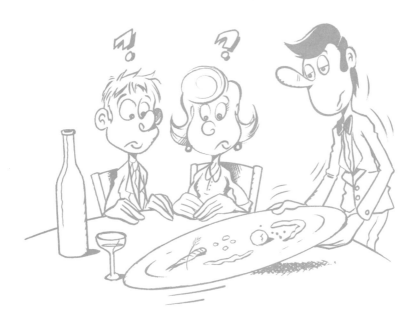

Les restaurants de cuisine du monde

Ces restaurants nous font connaître la cuisine de différents pays. La découverte de mets exotiques nous apporte le dépaysement dont nous avons parfois besoin pour rompre la routine. Voici les caractéristiques des cuisines étrangères les plus populaires et quelques conseils santé propres à chacun d'eux.

Mets	Caractéristiques	Conseils santé
Mets chinois	• Teneur élevée en sel (sauce soya et glutamate monosodique). • Pauvres en calcium. • Pauvres en fibres (riz blanc, nouilles blanches). • Fritures : *egg rolls,* nouilles croustillantes, riz frit…	• Choisissez un plat avec brocoli ou légumes verts chinois riches en vitamine C et en calcium. • Choisissez le riz vapeur au lieu des nouilles frites. • Demandez moins de riz et plus de légumes.
Mets mexicains	• Portions très généreuses. • Féculents en grande quantité : riz, tortillas… • Teneur élevée en lipides : tacos, nachos, crème sure, huile… • Rareté des légumes.	• Préférez les tortillas fraîches aux tacos et aux nachos frits. • Choisissez une garniture aux haricots rouges contenant des fibres et du fer. • Prenez moins de riz et plus de salade. • Demandez une demi-portion.
Mets grecs	• Portions très généreuses. • Teneur élevée en lipides : huile + olives + fromage + pommes de terre rôties. • Beaucoup de féculents : riz + pain + pommes de terre.	• Ne vous croyez pas obligé de vider l'assiette ! • Remplacez une partie des féculents par une plus grande quantité de salade et demandez la vinaigrette à part.
Mets indiens	• Mets végétariens en majorité. • La plupart des mets ne sont pas très gras.	• Choisir les plats avec des légumineuses riches en fibres et en fer.
Mets japonais	• Pauvres en gras sauf les fritures tempura. • Beaucoup de sodium (sauce tamari, teriyaki). • Riches en oméga-3 (poissons). • Pauvres en fibres (peu de légumes).	• Commandez une salade en entrée pour augmenter les fibres. • Utilisez très peu de sauce tamari ou teriyaki. • Les sushis : belle occasion de goûter aux algues.

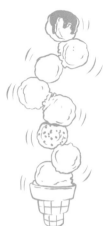

Les bars laitiers ou crémeries

Dès l'apparition des premiers rayons de soleil printanier, les *bars* laitiers ouvrent leurs portes. Sous prétexte de nous rafraîchir, nous ingurgitons des aliments fournissant beaucoup de calories qui *réchauffent* l'organisme! En effet, le mot «calorie» signifie «chaleur».

Une variété de produits et de nouveautés s'ajoutent chaque année, telles des boissons sucrées à saveur de rosbif! Souvent consommés en plus des repas réguliers, ces aliments fournissent beaucoup de sucre et de gras. Les produits allégés ne représentent pas toujours un choix judicieux car les portions sont souvent plus grosses. Par exemple, le cornet de yogourt glacé de 250 ml (1 tasse) peut contenir plus de sucre et autant de gras que le cornet de crème glacée à une boule!

À titre d'exemple, voici les calories fournies par quelques-uns de ces aliments :

Calories

Crème glacée dure (1 boule)	160
Yogourt glacé (250 ml)	240
Crème glacée molle (petit format)	150
Crème glacée molle (format moyen)	250
Crème glacée molle (grand format)	390
Coupe glacée (*sundae)* au chocolat	390
Lait frappé (500 ml)	450

Attention aux *extra*: l'enrobage de chocolat, le cornet sucré ou gaufré et l'addition de miettes de bonbons ou de brisures de chocolat n'augmentent pas seulement le prix! Par exemple :

Cornet ordinaire	40
Cornet sucré	95
Cornet gaufré géant	150

Les comptoirs de mets à emporter constituent une autre alternative. Toute une gamme de plats sont disponibles dans les supermarchés, les restaurants et chez les différents traiteurs. La qualité demeure variable selon le choix des mets et l'endroit où nous les achetons. Le principal inconvénient se situe surtout sur le plan environnemental. Les aliments sont toujours emballés dans des contenants jetables, en plus des couverts jetables, des sacs en plastique et des nombreux sachets de toutes sortes qui se retrouvent presque toujours à la poubelle (ou à côté!). Pour ces raisons, mieux vaut restreindre notre consommation de ce type de mets.

Comme vous avez pu le constater, manger sainement au restaurant représente tout un défi! Afin de limiter la fréquentation régulière des restaurants, voici quelques solutions de rechange :

- Pour rompre la routine, essayez les cinq menus spéciaux suggérés à la fin du chapitre 3.
- Afin d'accorder un répit à la personne responsable des repas, déléguez occasionnellement la préparation et le service des repas aux autres membres de la famille.
- Pour pallier le manque de temps, planifiez les repas de la semaine en prévoyant suffisamment d'aliments «prêts-à-manger» : fruits frais, légumes crus déjà préparés, noix, fromage, yogourt, pains et biscottes à grains entiers… Simplifiez votre alimentation, délaissez les plats recherchés et inspirez-vous des menus proposés au chapitre précédent.

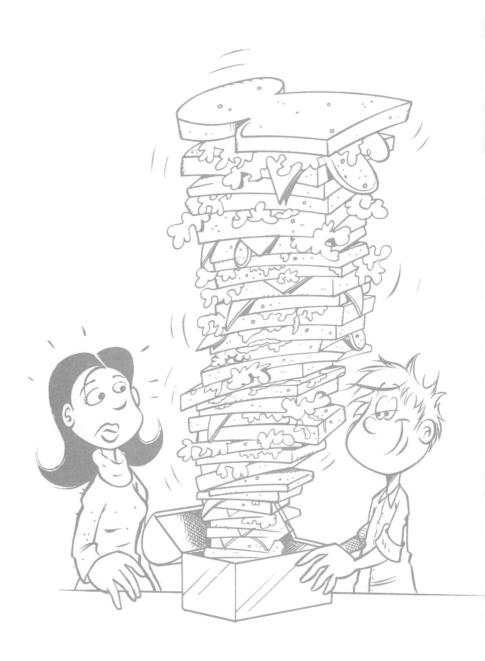

S IMPLIFIEZ VOTRE ALIMENTATION

La boîte à lunch

Nous ne saurions trop insister sur l'importance d'apporter son lunch au travail ou à l'école. C'est le meilleur moyen de contrôler la qualité de son alimentation. À leur entrée à l'école secondaire, mes enfants avaient le choix d'apporter leur lunch ou de manger à la cafétéria. Connaissant la qualité *variable* des mets servis à la cafétéria, mais ne voulant pas leur interdire non plus, je leur ai fait une proposition : ils auraient de l'argent pour manger à la cafétéria, mais s'ils apportaient un lunch, ils pourraient garder cet argent pour leurs dépenses personnelles (en plus de leur paie hebdomadaire). Ils choisissent presque toujours d'apporter un lunch équilibré et nutritif. Fannie, 14 ans, préfère apporter un lunch santé composé d'une salade-repas, accompagnée de fromage, de fruits et légumes frais. Pas étonnant qu'elle ait l'énergie nécessaire pour participer à de nombreuses activités.

Accordons-nous suffisamment d'importance à notre repas du midi? L'heure du lunch devrait être réservée au repos et à la détente. Malheureusement, cette période est souvent utilisée à d'autres fins. L'endroit où nous mangeons en dit long sur l'importance accordée à l'acte alimentaire :

- Repas acheté dans un *service à l'auto* et mangé en conduisant...
- Substitut de repas liquide avalé rapidement avant d'aller magasiner...
- Pointe de pizza à 0,99 $, pliée en deux et ingurgitée en marchant dans la rue, entre deux feux rouges...
- Repas en *barres* grignoté en travaillant : barres tendres, barres-repas, muffins en barres, barres énergisantes, barres protéinées, etc.
- Repas *minceur* congelé réchauffé au four à micro-ondes et mangé devant la télévision...

- Duo *café-cigarette* en lisant le journal…
- Réunion de travail au restaurant dans une atmosphère bruyante et enfumée…
- Sandwich provenant de la machine distributrice, grignoté sur le coin du bureau en étudiant…
- Trio *burger-frites-cola* acheté au comptoir du centre commercial et mangé debout au-dessus d'une poubelle parce qu'il n'y a plus de table disponible! Je n'invente rien, je l'ai réellement vu!

N'escamotez pas le repas du midi sous prétexte de vouloir perdre du poids. Si vous ne mangez pas suffisamment, vous pourrez ressentir une baisse d'énergie. Vous aurez faim très tôt en après-midi et vous risquez de compenser par une collation trop calorique! Mangez à votre faim, en choisissant des aliments moins gras. Ainsi, vous maintiendrez une bonne concentration et une énergie constante tout au long de l'après-midi.

Une question d'équilibre

Le dîner devrait combler environ le tiers des besoins en énergie et en éléments nutritifs de la journée. Choisissez des aliments parmi les quatre principaux groupes alimentaires : fruits et légumes, produits laitiers, produits céréaliers, viandes et substituts (œufs, légumineuses, poissons, tofu). Un lunch équilibré fournit l'énergie et les éléments nutritifs nécessaires pour passer une bonne journée, que ce soit au travail ou à l'école. Les aliments de faible valeur nutritive n'ont pas leur place dans la boîte à lunch.

Le lunch des écoliers : faits saillants

L'observation de près de 300 boîtes à lunch d'élèves du primaire réalisée au début des années 90 par le Conseil scolaire de Montréal (CSM) a permis de constater que :

- Seulement 5 % des enfants apportent un lunch équilibré.
- Le lunch de près du tiers des élèves n'est composé que d'un ou deux groupes d'aliments.
- Le pain blanc est très populaire. Seuls 6 % des enfants consomment du pain à grains entiers.
- Les légumes sont consommés par seulement 11 % des écoliers.
- Près du tiers des jeunes apportent des boissons à saveur de fruits qu'ils confondent avec les vrais jus de fruits.
- Près de 22 % des enfants consomment des charcuteries grasses telles que : saucisson de Bologne, poulet pressé, saucissons…
- Les desserts très sucrés (pâtisseries commerciales, biscuits, etc.) se retrouvent dans 21 % des boîtes à lunch.
- Le sandwich reste l'élément principal de la boîte à lunch, mais la quantité de garniture paraît insuffisante dans la majorité des cas. Environ 7 % des sandwichs contiennent des garnitures non nutritives tels du chocolat à tartiner et de la confiture.
- Les sachets réfrigérants ne sont pas toujours utilisés et les boîtes à lunch sont souvent entreposées à la température de la pièce.
- Dans l'ensemble, l'hygiène de la boîte à lunch laisse à désirer.

Un lunch tout en fraîcheur!

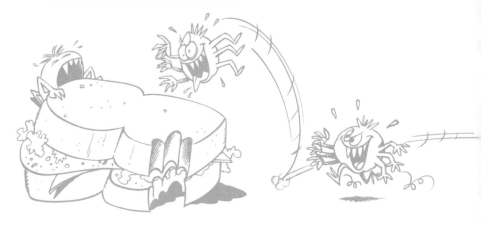

Savez-vous que dans les aliments à risque de contamination bactérienne, comme ceux contenant de la mayonnaise, des œufs, du poulet ou des produits laitiers, le nombre de bactéries peut doubler à toutes les 20 minutes à la température de la pièce?

Par exemple, un aliment contenant au départ une centaine de bactéries, en aura 204 800 après avoir été laissé à la température de la pièce tout l'avant-midi (durant quatre heures)! Ainsi, pour éviter une intoxication alimentaire, conservez votre lunch au froid.

À défaut de réfrigérateur, les sacs réfrigérants (de type *Ice-Pak*) s'avèrent d'une grande utilité. Peu coûteux, faciles d'utilisation et offerts en petit format, ils permettent de conserver le contenu de la boîte à lunch au frais pendant quelques heures. Après usage, ils sont entreposés au congélateur jusqu'à une prochaine utilisation. Maintenus dans de bonnes conditions, ils pourront durer plusieurs années. Si vous ne disposez pas de sac réfrigérant, vous pouvez aussi congeler votre portion de jus et la déposer dans votre sac à lunch juste avant le départ. Il conservera les autres aliments au frais et le jus sera froid et dégelé à l'heure du repas.

Des principes de base sont à respecter lors de la préparation de la boîte à lunch :

- Laver et aérer la boîte à lunch tous les jours afin d'éviter la croissance des bactéries et conséquemment les mauvaises odeurs.
- Bien se laver les mains à l'eau chaude savonneuse avant de manipuler les aliments.
- S'assurer de la propreté des surfaces de travail et des ustensiles utilisés lors de la préparation des aliments.
- Conserver les aliments à des températures ne favorisant pas la croissance des bactéries (moins de 4°C). Laissez un thermomètre dans votre réfrigérateur et vérifiez régulièrement la température.

Les repas surgelés sont-ils nutritifs ?

Le manque de temps et de suggestions nous incitent parfois à opter pour la facilité : le recours aux repas surgelés. Vous avez des doutes au sujet de leur valeur nutritive? À l'été 2003, j'ai vérifié les étiquettes de 100 repas surgelés en considérant les critères suivants :

- La quantité de protéines : Les besoins en protéines sont variables. Considérons comme acceptable un minimum de 15 à 20 g de protéines par portion.
- La teneur en sodium : Nous consommons en moyenne 10 fois trop de sel! Bien qu'il n'y ait pas de recommandations précises pour le sodium, j'ai accepté un maximum de 700 mg de sodium par portion pour ce genre de repas. Malheureusement, plusieurs des produits analysés n'indiquaient pas la teneur en sodium. En lisant la liste des ingrédients, on constate que le mot *sodium* peut apparaître jusqu'à cinq fois en plus du sel! En effet, plusieurs additifs contiennent du sodium.

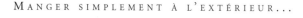

- La valeur énergétique (calories) : Les besoins varient d'un individu à l'autre. Le repas du midi devrait couvrir le tiers des besoins quotidiens. Sur un total de 2000 calories par jour, le dîner doit fournir environ 650 calories.
- L'apport lipidique (gras) : Une quantité maximum de 20g par portion couvre environ le tiers des besoins moyens pour une femme.
- Le contenu en fibres : La quantité de fibre doit être d'au moins 6 g, soit l'équivalent d'un aliment très riche en fibres. Nous ne consommons pas suffisamment de fibres. Les fibres *insolubles* tel le son de blé et celles des légumes favorisent la régularité intestinale. Les fibres *solubles*, présentes dans les légumineuses, l'orge, l'avoine, les pommes et les agrumes aident à contrôler le taux de cholestérol et de glucose sanguin.

Les principales constatations découlant de cette analyse sont les suivantes :

- presque la moitié (46 %) des repas surgelés sont insuffisants en protéines ;
- la majorité (79 %) sont trop salés ;
- la quasi-totalité (98 %) manquent de fibres ;

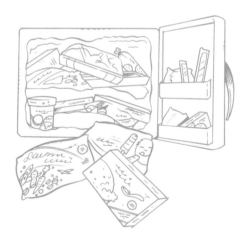

Valeur nutritive moyenne des repas surgelés

MARQUE	CALORIES	PROTÉINES (g)	GLUCIDES (g)	LIPIDES (g)	SODIUM (mg)	FIBRES (g)
High Liner **poissons** 5 variétés	279	21,4	28,9	8,3	505	8,3
Stouffer's **Cuisine** **minceur** 20 variétés	262	15,2	36,2	5,0	624	2,9
Stouffer's **ordinaires** 10 variétés	395	19,4	34,0	18,2	1020	3,6
Swanson **Hearty** **Bowl** 4 variétés	390	20,0	57,0	8,0	N/d	N/d
Maple Leaf **Nature** **Gourmet** **(avec soya)** 4 variétés	254	12,5	41,6	4,2	622	N/d
Commensal **Petit Chef** 7 variétés	299	14,1	47,0	12,0	844	N/d
Michelina's **Bol de pâtes** 7 variétés	321	16,4	48,2	4,4	N/d	3,6
Michelina's **Classiques** 12 variétés	348	13,3	44,3	12,1	N/d	2,8
Michelina's **Life Style** 12 variétés	260	11,8	45,4	4,9	N/d	2,5
Minçavi 8 variétés	340	30,0	31,9	8,4	1397	2,6
Pasteria 7 variétés	313	7,8	33,9	10,5	747	3,2
Hot Stuffs **(2 burritos)** 8 variétés	580	24,0	70,6	18,9	1636	N/d

N/d : Valeurs non disponibles.

N. B. : Les valeurs indiquées dans ce tableau représentent les valeurs moyennes pour chaque marque. Certaines variétés en contiennent moins, d'autres davantage.

 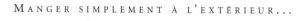

- la plupart fournissent trop peu d'énergie;
- presque tous sont faibles en matières grasses.

Les meilleurs choix

Les trois premières marques du tableau précédent peuvent être utilisées comme solutions de rechange si vous n'avez vraiment pas eu le temps de planifier votre lunch. Veillez tout de même à compléter le repas à l'aide des indications suivantes :

1er choix : Repas de poissons *High Liner*

- Quantité adéquate de protéines équivalente à 100 g de viande.
- Faible en matières grasses.
- Les repas les moins salés.
- Les plus riches en fibres (à cause de l'ajout de légumes).
- Ajoutez tout de même un légume cru et au moins un fruit, car la valeur calorique est peu élevée.

2e choix : *Swanson Hearty Bowl*

- Toutes les variétés sont adéquates en protéines.
- Repas peu élevés en matières grasses.
- Plus grande valeur énergétique que les autres marques.
- Malheureusement aucune indication concernant le sodium et les fibres.
- Quantité de glucides équivalente à quatre tranches de pain !
- Ajoutez des légumes et un fruit comme dessert ou comme collation.

3e choix : *Stouffer's Cuisine minceur*

- Ne contiennent pas trop de sel.
- Quantité minimum de protéines. Vérifiez quand même les étiquettes, car certaines variétés sont inférieures à 15 g de protéines.

- Très pauvres en fibres.
- Ajoutez deux portions de légumes, de préférence crus et un morceau de fromage, un yogourt nature ou un œuf à la coque pour augmenter la valeur protéique. Une petite quantité de noix non salées (6 à 8) peut être ajoutée étant donné la faible teneur en lipides.

Non recommandés

Ces repas présentent certaines lacunes nutritionnelles :

Maple Leaf Nature Gourmet (avec soya) :
- Trop faibles en protéines.
- Valeur énergétique insuffisante.
- Quantité de fibres non disponible.
- Contenant peu de sel et de matières grasses, ils pourraient constituer un choix acceptable, à condition d'ajouter une bonne source de protéines, par exemple des noix non salées et des légumes crus.

Commensal Petit Chef :
- Insuffisants en protéines.
- Certaines variétés sont très salées (jusqu'à 1100 mg de sodium).
- Contiennent beaucoup de féculents : l'équivalent de trois tranches de pain.
- N'indiquent pas la quantité de fibres.

Michelina's :
- Trop faibles en protéines, car ils sont majoritairement constitués de pâtes.

N. B. : Les repas *Stouffer's* ordinaires contiennent plus de protéines, mais aussi plus de sel. Les repas *Stouffer's* Cuisine minceur ont une faible valeur énergétique. Ajoutez des fruits ou apportez une collation pour l'après-midi.

- Très pauvres en fibres : pâtes blanches et légumes quasi absents.
- Faible valeur énergétique : il faudrait deux repas pour combler l'appétit !
- N'indiquent pas la quantité de sodium, mais ce terme apparaît en moyenne 5 fois dans la liste d'ingrédients.

Les pires choix :

Les repas ci-dessous doivent être évités, car ils présentent d'importantes lacunes nutritionnelles.

Minçavi :

- Trop salés pour être classés parmi les bons choix : en moyenne 1397 mg de sodium, ce qui équivaut à presque ½ c. à thé de sel !
- Très faibles en fibres : peu de légumes.
- Les plus chers : 5,79 $ / portion.

Pasteria :

- Les plus pauvres en protéines. Contiennent majoritairement des pâtes et de la sauce.
- Très pauvres en fibres.
- Contenu élevé en sodium.

Hot Stuffs (2 burritos par boîte)

- Portion de 2 burritos : trop de gras et de sel.
- Portion de 1 burrito : insuffisance en protéines et encore trop de sel.
- Quantité de fibres non disponible.

Pâtés (au bœuf, au poulet), quiches…

- Très élevés en matières grasses : 35 g équivalant à 7 c. à thé de gras !
- Gras hydrogénés (trans) dans la pâte.

> ### Conclusion concernant les repas surgelés
>
> - Ils ne doivent pas être consommés sur une base régulière.
> - Évitez d'y ajouter des aliments salés : croustilles, craquelins, noix salées, jus de tomate ou de légumes en conserve, fromage fondu, fromage cottage...
> - La quantité de glucides étant suffisante, évitez de compléter par un dessert sucré.
> - Apportez une collation : ces repas sont peu rassasiants...

Planifier pour gagner du temps

Afin de réduire l'utilisation des repas surgelés, une bonne planification s'avère essentielle. Elle permet de préparer des lunchs variés et équilibrés et limite les visites improvisées au casse-croûte. Voici quelques conseils simples et à la portée de tous.

Préparez le lunch la veille, vous disposerez de plus de temps pour composer un menu équilibré et vous aurez également le temps de déjeuner le lendemain matin.

Les légumes sont souvent absents de la boîte à lunch, car ils sont plus longs à apprêter. Préparez à l'avance une variété de légumes crus et conservez-les au réfrigérateur. Il suffira de les glisser dans un sac ou un contenant réutilisable (pensons toujours à protéger l'environnement).

Durant les périodes où vous avez vraiment très peu de temps pour cuisiner à l'avance, achetez des légumes *prêts-à-emporter* : tomates fraîches (en saison), rondelles de concombres ou de courgettes, salade lavée, sans oublier les mini-carottes, très appréciées autant des adultes que des jeunes. Les jus de tomate ou de légumes ajoutent des vitamines et minéraux, mais ne doivent pas remplacer les légumes sur une base régulière, car ils contiennent très peu de fibres et beaucoup de sel.

Les fruits frais ne requièrent aucune préparation. Il suffit de bien les laver avant de les glisser dans la boîte à lunch.

Achetez du poisson (thon, saumon, sardines…) et des légumineuses dans des petites boîtes de conserve s'ouvrant facilement sans ouvre-boîte. Très pratiques, elles se conservent sans réfrigération et fournissent des protéines peu coûteuses. Ajoutez-les à une salade, vous aurez un repas vite prêt et nutritif.

Le yogourt, le fromage et le lait sont des aliments peu transformés et ne nécessitent aucune préparation. Choisissez le yogourt nature plutôt que les versions sucrées et le lait nature de préférence au lait au chocolat et aux laits aromatisés. Optez pour les fromages contenant moins de 20 % de matières grasses et vérifiez les listes d'ingrédients de façon à choisir les moins transformés (quatre ingrédients maximum). Les personnes qui ne consomment pas de produits laitiers peuvent les remplacer par le tofu (préparé avec du sulfate de calcium) et les boissons de soya enrichies (saveur originale).

Si vous n'avez pas le temps de faire un sandwich ou une salade, apportez tout simplement un petit pain à grains entiers ou des biscottes de seigle accompagné de fruits, légumes et d'un aliment riche en protéines.

En doublant les quantités lorsque vous concoctez le repas du soir, vous pourrez apporter les restes le lendemain. Par contre, le fait de chauffer à nouveau les aliments détruit une partie de la valeur nutritive. Il n'est pas souhaitable de réchauffer les aliments au micro-ondes dans des contenants en plastique, surtout ceux contenant des matières grasses. Ce point est traité de façon plus détaillée dans le dernier chapitre.

Des salades pour tous les goûts

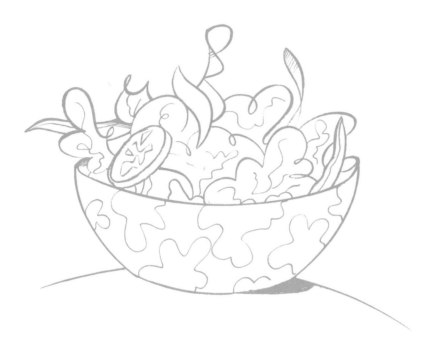

Les salades, particulièrement appréciées durant la saison estivales, constituent des repas sains à condition d'y ajouter une bonne source de protéines. Pour éviter les risques de contamination, apportez toujours la vinaigrette ou la mayonnaise dans un petit contenant à part. Voici quelques suggestions pour varier les menus :

- Laitue romaine et saumon émietté avec des poivrons verts et rouges.
- Laitue Boston, tomate, concombre et fromage feta.
- Laitue frisée, poulet en lanières, carotte râpée et amandes effilées.

- Chou haché, carottes râpées, ananas broyés ou en cubes et fromage cottage ou ricotta.
- Chou rouge, céleris hachés, pommes coupées en cubes, noix hachées et cubes de poulet.
- Épinards crus avec œufs durs et quartiers d'orange ou de clémentine.
- Concombres ou zucchinis tranchés, tomates en quartiers, thon et poivrons.
- Légumineuses, maïs en grains et poivrons rouges et verts.
- Cubes de tofu (marinés au préalable dans un peu de sauce tamari) avec ananas, poivrons verts, gingembre haché et fèves germées.

Quant aux vinaigrettes, optez encore une fois pour la simplicité :

- Vinaigre balsamique, de vin, de riz ou de cidre seul ou additionné d'un peu d'huile d'olive et de fines herbes.
- Yogourt nature avec un peu de moutarde de Dijon et une pincée d'aneth séché.

Recevoir différemment

Presque toutes nos activités sociales s'accompagnent de nourriture ou de boissons. Comme vous avez pu le constater, manger sainement à l'extérieur de chez soi n'est pas si *simple*... Il faut souvent faire des compromis... ou rester chez soi! Il ne s'agit pas de restreindre nos rencontres sociales, bien au contraire, mais de les planifier différemment. Le mot «recevoir» signifie pour plusieurs «servir un repas». Devons-nous toujours socialiser en mangeant? Une visite entre les repas peut s'avérer tout aussi satisfaisante! Pensons surtout à privilégier la qualité du temps passé avec nos parents et nos amis. Le temps occupé à la planification du menu, à la préparation, au service du repas

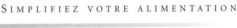

et au rangement est souvent supérieur au temps consacré à nos invités. Ne vaudrait-il pas mieux se voir moins longtemps et occuper ces heures à converser ensemble ou à partager une activité sportive ou culturelle ? Essayez au moins une fois et constatez les avantages :

- moins de fatigue ;
- plus grande disponibilité envers les gens ;
- meilleure digestion : les repas *sociaux* sont souvent copieux et bien *arrosés* !
- moins dispendieux : l'argent économisé peut servir à payer l'activité que vous ferez ensemble, l'entrée au musée ou au centre sportif par exemple.

Les repas communautaires peuvent remplacer quelques sorties au restaurant. Chaque convive apporte un mets de son choix selon ses habiletés et ses goûts. Ajoutez une touche d'originalité en y associant un thème particulier : les menus santé, les plats étrangers, les mets végétariens, les recettes régionales. Animez avec une partie récréative : jeux, concours…

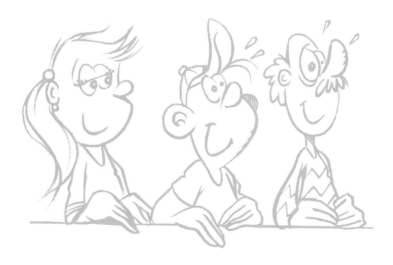

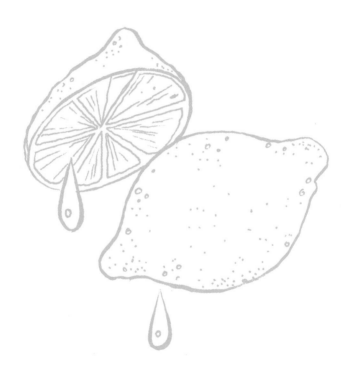

Cinq

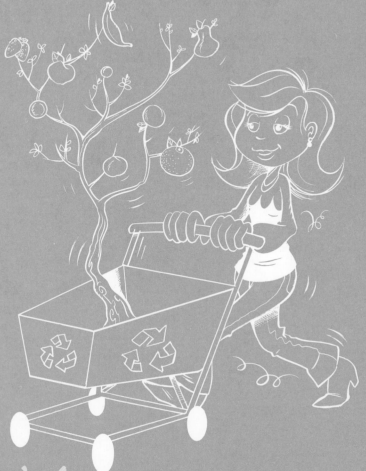

L'alimentation et l'environnement

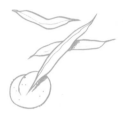

Faire son épicerie, c'est emballant !

IEN MANGER ET MOINS CONSOMMER, c'est aussi respecter l'environnement. Manger les aliments sous leur forme naturelle réduit la pollution engendrée par les usines de transformation ou les matériaux d'emballage. Il ne faut pas penser seulement à notre santé, mais bien à l'héritage que nous laisserons à nos enfants.

Lorsque vous achetez des aliments au supermarché, essayez de porter une attention particulière à la façon dont les denrées alimentaires sont emballées, parfois même suremballées !

Pourquoi placer les tranches de viande à fondue dans un contenant de polystyrène, lui-même scellé de plastique et inséré dans une boîte de carton ? Cela fait trois emballages dont deux qui ne sont pas biodégradables ! Pourquoi recouvrir d'une pellicule de plastique une boîte de sardines en conserve ? Est-ce logique d'emballer des aliments biologiques dans des sacs ou des contenants non recyclables ? Est-ce nécessaire de recouvrir d'une pellicule plastique chaque tranche ou bâtonnet de fromage avant de les insérer dans un autre emballage en plastique, le tout devant être déposé dans un sac en plastique à la caisse du supermarché, puis jeté à la poubelle à la maison ?

Même les produits frais n'y échappent guère. Dans certaines épiceries, il est impossible de se procurer des champignons en vrac. Au comptoir de la boucherie ou de la poissonnerie, on ne trouve souvent que des contenants de polystyrène pour les viandes, charcuteries et poissons. À cet effet, voici une petite anecdote personnelle.

Un jour, j'ai demandé au poissonnier d'utiliser du papier paraffiné au lieu du polystyrène pour emballer le poisson. Il retira les filets de saumon de leur emballage de polystyrène, jeta ce dernier à la poubelle et déposa le poisson dans un emballage en papier! Une autre fois, dans un autre endroit, on ne disposait d'aucun autre type d'emballage que le polystyrène!

Le marché mondial de l'emballage totalise 125 milliards de dollars US par année. Les Canadiens envoient tous les ans au dépotoir 2,5 millions de tonnes d'emballages divers!

Saviez-vous qu'il existe même une profession d'ingénieur en recherche et développement des emballages? Bien que cette formation ne soit actuellement pas offerte au Québec, elle existe bel et bien dans l'industrie alimentaire. Dans une entrevue pour le journal *Métro* en novembre 2003, Mia Rivardi, ingénieure en recherche et développement des emballages, expliquait : « Un ingénieur en emballages doit développer des emballages qui vont convenir aux produits, qu'il s'agisse de nouveautés ou pour améliorer ou modifier l'emballage des produits déjà sur le marché. Il voit aussi au transport des produits pour s'assurer qu'ils se rendent aux consommateurs en bon état. De plus, il faut qu'ils puissent durer un certain temps sur les tablettes. » Constatons que nous sommes bien loin de la nature! La nature se renouvelle constamment et nous offre des aliments *périssables*. On peut se questionner à propos du pouvoir *vitalisant* de produits conçus pour rester des mois durant sur les tablettes d'épicerie! Madame Rivardi poursuit en mentionnant : « Il faut aussi chercher à optimiser les emballages, c'est-à-dire réduire la quantité de matériaux utilisés et les coûts de production. Par exemple, il y a beaucoup de produits qui vont passer des pots en verre aux pots en plastique : c'est beaucoup moins lourd!» Nous constatons encore ici que l'industrie se préoccupe uniquement de son profit sans tenir compte de la santé et de la protection de l'environnement…

Le premier geste simple et accessible à tous consisterait à emporter ses propres sacs pour faire ses emplettes. Plusieurs restaurants affichent : «Apportez votre vin.» Les marchés d'alimentation pourraient suivre leur exemple et dire : «Apportez vos sacs!» Quelques endroits offrent même une compensation monétaire pour encourager le recyclage, mais il faut souvent le leur rappeler. En Europe, certains pays font payer les sacs aux consommateurs. Vous pouvez aussi utiliser des sacs en tissu solide et lavable, pour une solution encore plus écologique.

La fréquentation régulière des établissements de restauration rapide et des comptoirs de commandes à emporter constitue une autre façon insidieuse de gonfler le volume des déchets polluants. Tout est emballé dans des sacs ou des contenants en plastique ou en polystyrène. Ajoutez à cela les ustensiles jetables placés dans un sac en plastique, les sachets individuels de sauces, de condiments, de crème, de confitures et de beurre, les bâtonnets et couvercles en plastique pour le café, les pailles, les serviettes de table ainsi que les plateaux de service.

La règle des 3 «R»

Pour protéger notre environnement, appliquons la règle des 3 «R» : Réduire, Réutiliser, Recycler.

Il s'agit de la règle la plus importante, car elle permet de résoudre le problème à la source.

- Évitez l'achat d'articles non nécessaires (louez ou empruntez pour une utilisation occasionnelle).
- Diminuez votre consommation de produits emballés dans des matières non recyclables.
- Achetez surtout des aliments frais, offerts en vrac.
- Limitez la fréquentation de restaurants où l'on vous sert dans des couverts jetables.
- Apportez votre lunch au travail ou à l'école dans des contenants réutilisables, au lieu de fréquenter les comptoirs de commandes à emporter.
- Divisez vous-même les aliments en portions plus petites au lieu d'acheter les formats individuels.
- Vérifiez le contenu résiduel de vos repas : que reste-t-il de toutes les denrées utilisées pour la préparation et le service des repas ?
  - Aliments transformés
    Déchets non biodégradables : sacs ou pellicule plastique, boîtes de métal, pots ou coupes en plastique, contenants en polystyrène, sachets enduits de métal…
  - Aliments naturels
    Déchets organiques biodégradables : pelures, noyaux, os de viande, arêtes de poisson, coquilles d'œufs ou de noix, feuilles de thé…

Réutiliser

- Au travail, apportez votre tasse, votre assiette et votre serviette de table en tissu.
- Procurez-vous une tasse de type thermos réutilisable pour les boissons chaudes achetées à l'extérieur.

- Réutilisez les sacs d'épicerie et les paniers à fruits et légumes pour effectuer ses emplettes.
- Achetez les aliments dans des bocaux en verre et réutilisez-les pour conserver les restes d'aliments.
- Vendez, prêtez ou donnez les articles dont vous ne vous servez plus au lieu de les jeter.
- Lorsque vous faites vos achats dans plusieurs magasins la même journée, apportez un ou deux grands sacs solides pour y déposer tous vos achats. Si vous avez oublié de les apporter, demandez un grand sac dans le premier magasin pour y déposer les autres achats.

RECYCLER

- Retournez les bouteilles consignées à l'épicerie.
- Utilisez le bac à récupération pour le papier, le carton, les journaux, les boîtes de conserve et autres contenants en métal, les pots en verre…
- Plusieurs contenants peuvent servir au bricolage et au rangement. Informez-vous auprès des écoles de votre quartier, elles en ont souvent besoin.

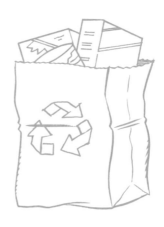

Le recyclage, c'est bien, mais la réduction à la source est de loin préférable. Un bon moyen de vérifier cette réduction est de faire l'inventaire de votre bac à récupération (ou de vos déchets). À chaque semaine, notez le nombre de contenants utilisés et visez une diminution progressive les semaines suivantes.

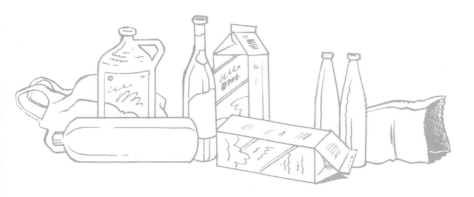

Le plastique au banc des accusés

En 1987, deux chercheurs américains, Ana Soto et Carlos Sonnenschein, sonnèrent l'alarme quant aux risques de cancer associés à l'utilisation de certains plastiques. En 1997, la chercheuse américaine Théo Colborn, auteure du livre *Our Stolen Future*, recommandait d'éviter la plupart des plastiques, particulièrement ceux en contact avec la nourriture, les boissons et les produits pour bébés. Les contenants et les pellicules de plastique chauffés au four à micro-ondes libéreraient davantage de produits toxiques, surtout au contact d'aliments gras.

Il n'existe pas vraiment de preuve scientifique quant à leur degré de toxicité puisque nous ne pouvons mener ce genre de recherches sur les humains. Selon le Dr Soto, il existerait plus de 70 000 produits chimiques dans le commerce alors qu'à peine 150 de ceux-ci ont été testés pour évaluer leur impact sur la santé humaine. Donc, à notre avis, il vaut mieux prévenir que guérir!

Quelques gestes simples peuvent vous aider à réduire votre exposition aux matières plastiques toxiques :

- Gardez-vous de chauffer les aliments dans des contenants en plastique au four à micro-ondes. Utilisez plutôt des contenants de céramique ou de verre.
- Évitez le contact direct des pellicules de plastique avec la nourriture, particulièrement avec les aliments gras.
- Minimisez votre consommation d'aliments en conserve, les boîtes de métal étant de plus en plus souvent enduites de plastique.
- Évitez l'usage d'assiettes, de gobelets et de contenants à nourriture en polystyrène.

Les multiples usages des aliments

Les aliments servent d'abord à nourrir, mais ils peuvent également remplacer certains produits de consommation.

- Leur utilisation judicieuse permet de réduire certains produits jugés nocifs pour la santé et l'environnement.
- La gestion des déchets alimentaires contribue à diminuer la pollution.
- Quelques aliments possèdent des propriétés curatives pouvant remplacer ou réduire l'usage de certains médicaments.
- Ils constituent des cadeaux non encombrants et appréciés de plusieurs.

- Leur nature éphémère permet de décorer la maison et l'appartement au rythme des saisons.
- En nous gardant en contact avec la nature, ils nous procurent des heures de loisirs sains et peu coûteux.

Ce chapitre vous fera découvrir quelques-uns des multiples usages des aliments. Ajoutez vos suggestions personnelles pour compléter la liste des propositions.

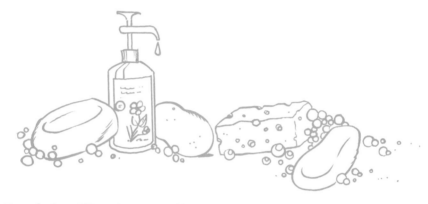

Produits d'hygiène et d'entretien

Désinfectants, détergents, désodorisants, eau de Javel, nettoyants pour le four, les vitres ou la salle de bain, tous ces produits, et bien d'autres, contiennent un amalgame de substances chimiques pouvant nuire à la santé et à l'environnement. De nouveaux produits d'hygiène et d'entretien apparaissent régulièrement sur le marché. La publicité cherche par tous les moyens à nous convaincre de leur nécessité. Pourquoi aurions-nous besoin d'un produit d'entretien pour chaque objet ou chaque pièce de la maison ? Les savons et lessives modernes contiennent souvent des phosphates pour adoucir l'eau et des additifs pétrochimiques. En plus de représenter un risque potentiel d'allergie, ces substances non biodégradables se retrouvent dans l'eau des rivières et des lacs et perturbent les écosystèmes.

Les commerces de produits naturels proposent des solutions plus respectueuses de l'environnement en vendant des détergents écologiques sans phosphates, sans ammoniac, sans chlore, ni parfum ni colorant. Certains de ces magasins offrent la possibilité aux clients de réutiliser leurs contenants et de payer le remplissage. Cela contribue à réduire le volume des déchets polluants. Malheureusement, ces produits ne sont pas à la portée de tous. Des solutions plus économiques se trouvent dans votre garde-manger :

- Vinaigre blanc : Utilisé pour la lessive, il adoucit l'eau et *fixe* les couleurs en les empêchant de déteindre. De plus, il nettoie bien les vitres et enlève les taches de vin rouge.
- Bicarbonate de soude : Placez une boîte ouverte au réfrigérateur, il enlève les odeurs. Diluez-le dans l'eau et vaporisez vos tapis, laissez reposer durant une heure et passez l'aspirateur, il chasse les odeurs sur les tapis. Il nettoie la plupart des métaux. Il détartre et dégraisse mieux que les poudres à récurer sans égratigner. Finalement, dilué dans l'eau, il peut remplacer le dentifrice.
- Jus de citron : Sert à nettoyer les surfaces de travail dans la cuisine. De plus, il enlève l'odeur de l'oignon cru et de l'ail sur les mains.
- Sel de table : Remplace le dentifrice. Nettoie également le cuivre (utilisez du gros sel).
- Oignon cru : Nettoie et fait reluire les casseroles en acier.
- Persil, menthe : Rafraîchissent l'haleine après l'ingestion d'ail.
- Clous de girofle, poivre de Cayenne, piments, menthe : Éloignent les fourmis et autres bestioles indésirables.
- Farine : Délayée dans l'eau, elle forme une colle pour le bricolage.

  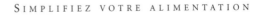

- Coquilles d'œuf broyées : Servent d'engrais pour les plantes de jardin et d'appartement.

Décorations

Introduire des éléments naturels dans la maison a une action calmante et peut atténuer les effets du stress de la vie moderne. Les plantes d'intérieur, en plus de leur fonction décorative, purifient l'air que nous respirons. Les fleurs ajoutent une touche de couleur naturelle et vivifient l'atmosphère. Les aliments représentent des éléments décoratifs écologiques, faciles à réaliser et convenant à tous les styles. Leur nature périssable permet de changer le décor à peu de frais à toutes les saisons.

Décors printaniers

- Dès le mois de mai, faites pousser des fines herbes dans des pots à fleurs disposés près de la fenêtre de la cuisine. Vous les aurez à portée de la main pour assaisonner vos aliments.
- À Pâques, décorez des coquilles d'œufs vides. Lavez bien les œufs. Puis, à l'aide d'une aiguille, percez-les aux deux extrémités et soufflez dans un des trous pour les vider. Servez-vous de ces œufs pour faire une omelette ou des œufs brouillés. Décorez les coquilles et confectionnez un mobile décoratif.
- Si vous servez de l'ananas à Pâques, conservez la queue pour obtenir une plante d'intérieur. Coupez la queue de l'ananas en laissant 1 cm de chair. Laissez sécher à la température ambiante pendant environ deux jours. Déposez dans un pot et recouvrez de terre la partie séchée. Gardez le sol légèrement humide jusqu'à l'apparition de nouvelles feuilles, puis arrosez davantage.

Décor estival

❧ Profitez de la générosité de la nature pour disposer sur la table un beau plateau de fruits frais. Placez sur le comptoir de la cuisine des paniers de légumes fraîchement cueillis du jardin ou en provenance du marché local. Cela vous incitera à consommer davantage de produits frais. Disposez des gerbes de blé ou d'autres céréales dans des bocaux en verre ou en terre cuite.

Décor automnal

❧ La saison des récoltes permet différentes possibilités de décoration.

❧ Panier de courges décoratives : ne les enduisez pas de vernis, vous pourrez les manger lorsque vous changerez le décor.

❧ Tresse d'ail suspendue au mur.

❧ Panier de noix en écales.

❧ Conservez la citrouille d'Halloween. Vous pourrez la cuire et la manger après la fête. Les citrouilles et les courges regorgent de vitamines et de minéraux. N'oubliez pas de conserver les graines : nettoyées, séchées et légèrement grillées, elles constituent une collation nutritive et délicieuse. Elles sont particulièrement riches en zinc et en acides gras essentiels.

❧ Conservez et faites sécher les pépins de pomme. Enfilez-les pour confectionner des colliers et des bracelets.

❧ Les choux décoratifs, plantés dans le parterre en mai, restent beaux tout l'automne et même sous les premières neiges.

Décors de Noël

- Il y a quelques années, nous avions réalisé en famille un village de Noël entièrement comestible confectionné à partir d'aliments nutritifs.
- Crèche : Creusée à même une miche de pain et parsemée de blé filamenté émietté en guise de paille. Les enfants avaient fabriqué les personnages en pâte d'amande.
- Maisons : Poivrons rouges, jaunes et verts vidés, dans lesquels étaient découpées des portes et des fenêtres. De petits bougeoirs déposés à l'intérieur de chaque poivron illuminaient tout le village.
- Train du Père Noël : Des bâtonnets de céleri formaient les wagons. Des rondelles de carottes fixées à l'aide de cure-dents servaient de roues et des petits cubes de fromage déposés dans les wagons représentaient les cadeaux. Un Père Noël en pâte d'amande conduisait la locomotive.
- Arbres : Tiges et bouquets de brocoli.
- Arbres de Noël décoratifs : Tomates cerises disposées en cônes.
- Patinoire du village : Préparation maison de gélatine au yogourt versée dans un plat en pyrex rectangulaire. Des pingouins en pâte d'amande jouaient au hockey.
  C'était avant la période « simplicité » ! Maintenant, nous nous limitons à un beau plateau de clémentines piquées de clous de girofle ou à des guirlandes de maïs éclaté. Après les Fêtes, nous donnons ces guirlandes en cadeau aux oiseaux.
- Autres suggestions : Disposez les légumineuses, les pâtes, le riz et les différentes céréales dans des bocaux en verre fermés sur le comptoir de la cuisine.

Le noyau d'avocat peut se transformer en plante d'intérieur. Trempez le noyau dans environ 2 cm d'eau tiède, dans un endroit chaud et sombre, côté pointu vers le haut. Fixez le noyau à l'aide de cure-dents de façon à le suspendre au-dessus du récipient. Exposez à la lumière lorsque la tige commence à faire des feuilles. À 20 cm de haut, coupez la tige de moitié. Lorsqu'elle mesurera à nouveau 20 cm, placez le noyau en terre en laissant à découvert le tiers de sa partie supérieure. Gardez la plante à l'abri du soleil pendant une semaine, puis l'y exposer.

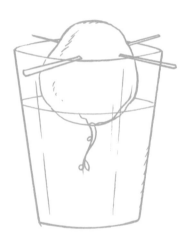

Décors zen

- Déposez un citron dans des bocaux en verre remplis de gros sel,
- Des tiges de bambou dans un mini jardin de rocaille.
- Une gerbe de blé dans une flûte à champagne.

Des cadeaux inusités

Afin d'éviter que le cadeau choisi avec soin ne se retrouve au fond d'un tiroir ou dans une vente de débarras, donnez des cadeaux comestibles. Peu coûteux et peu encombrants, ils plairont à coup sûr si vous connaissez les préférences des gens à qui ils sont destinés. Offrez-les dans des emballages recyclables pour protéger l'environnement.

- Miche de pain intégral.
- Bouteille d'huile de noix ou de noisettes.
- Vinaigre de cidre artisanal ou vinaigre balsamique.
- Panier (en osier ou en rotin) de noix en écales avec casse-noisettes.
- Panier (en osier ou en rotin) de fruits frais et de fromages.
- Petit coffret en bois rempli de sachets de tisanes et de thé vert. On peut fabriquer soi-même le coffret.
- Café équitable incluant un dépliant sur le commerce équitable, ainsi que les endroits où se le procurer. Vous trouverez en annexe quelques adresses à ce sujet.
- Bouteille de vin agrobiologique.
- Carte de membre d'un magasin ou d'une coopérative d'aliments naturels ou biologiques.
- Bocaux en verre transparent où sont disposées en alternance des couches de lentilles vertes et orange, du riz ou de l'orge et des herbes séchées. Ajoutez une petite carte où vous écrirez le mode de préparation de la soupe au riz et aux lentilles.
- Des gourmandises : des amandes, des noisettes ou des petits fruits enrobées de chocolat noir à 70 % de cacao. Vous pouvez les confectionner vous-mêmes ou les acheter dans certains magasins d'aliments naturels. Attention aux imitations de chocolat !

❧ Oranger décoratif, plant de tomates cerises, fraisier bio-logique dans un panier à suspendre.
❧ Et pourquoi pas… ce livre, si simple et si pratique !

Des loisirs sains

La plupart des loisirs modernes sont axés sur la con-sommation. Les loisirs passifs, notamment la télévision et les jeux électroniques, entraînent une véritable atrophie de la créativité et des muscles (à part ceux des pouces !). L'autre façon d'occuper son temps consiste à se rapprocher de la nature par le biais des aliments. Il ne s'agit pas de cui-siner ; délaissez les livres de recettes, quittez la cuisine et… sortez !

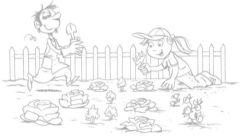

❧ L'autocueillette : Dès le début de l'été, vous pouvez cueillir vous-mêmes les petits fruits : fraises, fram-boises, bleuets, etc. À l'automne, plusieurs pomicul-teurs permettent l'autocueillette. En plus des éco-nomies réalisées, vous choisissez vous-mêmes vos fruits, vous profitez du soleil et du grand air et vous bougez ! Quelques précautions à prendre cependant :
   • Protégez-vous du soleil et des moustiques avec un chapeau, des vêtements longs et une lotion à base de citronnelle.
   • Ne mangez pas de fruits avant de les avoir soigneu-sement lavés, même s'il s'agit de fruits biologiques.

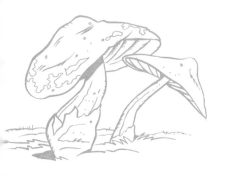

🍄 La cueillette de champignons sauvages : Des stages sont offerts aux non-initiés dans plusieurs bases de plein air, dans les centres de la nature et au jardin botanique. Évitez de cueillir les champignons et autres plantes sauvages sans une connaissance adéquate. Vous trouverez également différents livres sur ce sujet à la bibliothèque municipale ou à la librairie.

🍄 La visite d'une ferme, d'un moulin à farine, d'une fromagerie : Afin de connaître la provenance et la fabrication des aliments.

🍄 La visite de marchés publics : En plus d'encourager les producteurs locaux, vous achetez des produits plus frais et moins dispendieux qu'au supermarché.

🍄 Apprendre à faire du compost : N'ayant pas encore pratiqué cette technique, je vous invite à consulter les ouvrages publiés sur ce sujet ou à participer à des ateliers ou des conférences.

🍄 Assister à la cérémonie du thé : Au pavillon japonais du Jardin botanique (téléphonez pour réserver, les places sont limitées).

🍄 La visite de quartiers de communautés étrangères : Pour connaître les habitudes alimentaires des gens venant d'autres pays.

🍄 Cultiver son potager : Faire pousser des arbres fruitiers sur son terrain ou organiser un jardin communautaire en utilisant des engrais naturels.

🍄 La pêche : Il existe tellement de cours d'eau non pollués au Québec.

🍄 Participer aux récoltes : Organisées par les fermes du réseau ASC (Agriculture soutenue par la communauté). Voir le premier chapitre.

❧ La visite d'une usine de croustilles : Mais oui, vous avez bien lu! Le fait de voir l'emploi d'autant d'huile dans la fabrication de croustilles vous dégoûtera à jamais d'en manger! Elles dégoulinent littéralement d'huile, et inutile de vous dire que celle-ci n'est pas renouvelée à chaque jour! Même nos vêtements sont imprégnés de l'odeur de friture après la visite!

❧ S'initier à la technique de la germination

Étapes de la germination :

1. Choisissez des légumineuses ou des graines comestibles : lentilles, luzerne, radis, moutarde, haricots mungo…
2. Rincez les grosses graines à l'eau tiède dans une passoire et les déposez-les dans un bocal en verre de ½ à 4 litres selon la quantité à faire germer. Quantités : 30 ml de graines (2 c. à soupe combles, pour couvrir le fond du bocal); les légumineuses doivent remplir le quart du bocal.
3. Couvrez les graines d'une grande quantité d'eau (environ 3 parties d'eau pour une partie de graines). Laissez tremper à la température de la pièce pendant environ 8 heures (une nuit).
4. Fixez solidement avec un élastique un carré d'étamine sur le dessus du bocal.
5. Égouttez l'eau de trempage (sans brasser). Laissez les graines dans le pot (l'étamine devrait les retenir).
6. Couchez le bocal dans un endroit sombre (telle une armoire). L'air doit pouvoir circuler par l'ouverture*.

---

* Répétez les étapes 5 et 6 jusqu'à ce que les germes mesurent environ 2 cm. Cela prend 2 à 4 jours selon le type de graines.

7. Rincez délicatement à grande eau les germinations, 2 à 4 fois par jour (selon l'humidité et la température ambiantes). Agitez doucement pour ne pas briser les germes.
8. À partir de la 3e ou 4e journée, continuez le rinçage et l'égouttage comme en 6 et 7, mais laissez le bocal à la lumière pour permettre la fabrication de la chlorophylle et de la vitamine C.
   Après 3 à 5 jours, les germes devraient avoir atteint la longueur idéale pour être mangés.

Conservation :
1. Enlevez les pelures (facultatif). Un truc : lorsqu'on immerge rapidement les germes dans un grand bol d'eau, les pelures flottent à la surface.
2. Conservez au réfrigérateur, égouttés, dans le pot en verre avec couvercle. Consommer le plus rapidement possible pour profiter de toute la fraîcheur des germes.
   À consommer crus ou cuits. Toute une découverte !

La pharmacie verte

Comme le disait Hippocrate : « Que ton aliment soit ton médicament. » Chaque fois que nous mangeons, nous faisons un choix pour notre santé. Lorsque nous mangeons des aliments vivifiants, nous avons plus d'énergie, notre capacité de concentration augmente, les maladies et symptômes désagréables disparaissent.

Quelques aliments possèdent des propriétés préventives et même curatives dans certains cas. Par contre, certains médicaments restent indispensables et il importe d'éviter l'automédication. Vous devez consulter votre médecin avant de modifier ou de cesser toute médication.

❧ **Ail :** Antiseptique et désinfectant. Consommé régulièrement et associé à de bonnes habitudes de vie, il pourrait contribuer à réduire l'hypertension et le taux de cholestérol. Comme il peut être irritant pour l'estomac, chacun doit tenir compte de sa propre tolérance.

❧ **Canneberges et jus de canneberges :** Un verre de jus de canneberges à chaque jour préviendrait les infections urinaires. Choisissez le jus le plus pur possible, car le jus de canneberges commercial est souvent mélangé à d'autres jus et additionné de sucre.

❧ **Gingembre :** Il stimulerait la digestion et préviendrait les nausées. Tisane de gingembre : 1 c. à thé de gingembre râpé pour 250 ml d'eau. Portez à ébullition environ 3 minutes.

❧ **Sel de table :** Une solution d'eau salée ramollit les sécrétions nasales. Ajoutez ½ c. à thé de sel à 250 ml (1 tasse) d'eau bouillie refroidie. À l'aide d'une poire nasale ou d'un comptegouttes, mettez 1 ml de cette solution dans chaque narine. C'est moins dispendieux et aussi efficace que les solutions salines vendues en pharmacie. Peut aussi servir de gargarisme pour les maux de gorge.

❧ **Bicarbonate de soude :** Ajouté à l'eau du bain, il peut calmer les démangeaisons de la peau.

❧ **Glace :** Calme la douleur due à l'inflammation.

❧ **Pruneaux et jus de pruneau :** Exercent une action laxative.

❧ **Lait :** Bu à petites gorgées au besoin, il soulage les brûlures d'estomac.

❧ **Yogourt :** Les bactéries lactiques du yogourt, notamment celles de type acidophilus, bifidus et caséi, pourraient aider à restaurer la flore intestinale, diminuer la fréquence ou la sévérité des infections intestinales et accroître l'immunité. Elles agissent de deux façons. Tout d'abord, par leur nombre, elles occupent le terrain et empêchent la multiplication de bactéries nocives. Par ailleurs, elles sécrètent également des substances qui empêchent le développement de germes étrangers. Ces bactéries sont particulièrement indiquées après un traitement aux antibiotiques. Pendant le traitement, consommez le yogourt à quatre heures d'intervalle de la prise d'antibiotiques pour éviter la destruction des bactéries lactiques.

🍇 Son de blé : Prévient et corrige la constipation. La lignine du son de blé pourrait être associée à une réduction du cancer du sein grâce à sa capacité à se lier aux œstrogènes et à en augmenter l'excrétion. Ajoutez du son de blé aux salades, yogourt, compotes de fruits en commençant par 15 ml (1 c. à soupe) par jour. Augmentez graduellement de 15 ml à tous les 3 ou 4 jours, et ce, jusqu'à 45 ml (3 c. à soupe) quotidiennement. Ainsi, l'estomac et l'intestin s'habituent en douceur au contact des fibres. Il procure à la longue un bienfait assuré, à condition de boire de 1 à 1½ litre d'eau par jour puisque le son agit en absorbant les liquides.

🍇 Son d'avoine : Consommé quotidiennement, il peut contribuer à réduire le taux de cholestérol. Pour produire des effets significatifs, cette mesure doit être associée à un bon régime alimentaire et à de saines habitudes de vie. Le son d'avoine peut être saupoudré sur des céréales, des fruits ou du yogourt. On peut le cuire et le consommer en céréale chaude comme le gruau. Évitez les muffins, biscuits et autres pâtisseries commerciales à l'avoine contenant généralement des gras hydrogénés et très peu de son d'avoine.

La recherche confirme de plus en plus le lien entre certaines composantes des aliments, la prévention des maladies et l'amélioration de la santé. L'augmentation des coûts reliés à la santé, le vieillissement de la population et l'intérêt croissant des consommateurs pour la nutrition favoriseront dans les prochaines années la mise en marché de plusieurs «neutraceutiques». Il s'agit d'aliments nutritifs possédant en plus certaines composantes pouvant prévenir la maladie ou favoriser la santé. Les céréales de son, certains nouveaux yogourts et les produits à base de soya en sont quelques exemples.

Les avantages d'une alimentation simplifiée

- Économie de temps : Repas moins longs à préparer, moins de vaisselle à laver et à ranger, pas de four à récurer (ou moins souvent), plus de temps disponible pour d'autres loisirs.
- Économie d'argent et d'espace : Moins de vaisselle et d'articles de cuisson à acheter et à entreposer.
- Économie d'espace : Moins d'armoires pour ranger la vaisselle, garde-mander moins rempli (car plusieurs denrées ne seront plus nécessaires).
- Économie d'énergie : Utilisation restreinte d'électricité ou de gaz pour la cuisson, économie d'eau chaude (moins de vaisselle à laver).
- Diminution du bruit : Avez-vous déjà pris conscience de tous les bruits engendrés par les appareils électro-ménagers? (ouvre-boîte électrique, mélangeur, broyeur, robot culinaire, moulin à café, sonnerie du four, hotte de ventilation, lave-vaisselle…).
- Diminution des risques d'accident : Brûlures, coupures, incendies.

Et si parfois vous désirez des petits plats mijotés? Allez occasionnellement dans un bon restaurant, dégustez vos mets préférés, relaxez et profitez-en!

Conclusion

L A LECTURE DE CE VOLUME VOUS A DONNÉ l'occasion d'améliorer vos habitudes alimentaires. D'abord, en faisant le ménage du garde-manger, vous avez réalisé à quel point l'industrie alimentaire a réussi à dénaturer nos aliments. Quelle surprise de constater qu'au moins la moitié du garde-manger est constituée de denrées contenant des gras *hydrogénés* plus nocifs que le cholestérol! Vous avez aussi appris à lire les étiquettes et à privilégier les aliments à ingrédient unique et ceux comportant une courte liste d'ingrédients. Par ailleurs, vous avez remarqué l'omniprésence du sucre et du sel cachés sous différentes appellations. Vous êtes davantage renseignés à propos des aliments biologiques, des produits équitables, des OGM et du reste... Il a peut-être fallu investir un peu plus de temps au début pour faire votre épicerie, mais considérez cela comme un investissement dans votre capital santé.

Pourquoi effectuer tous ces changements? Dans quel but? Après tout, l'espérance de vie ne cesse d'augmenter! En effet, la science parvient à faire des miracles, mais il ne faudrait pas adopter la pensée magique, en croyant que la science guérira toutes les maladies causées par des habitudes de vie dénaturées. Certes, l'espérance de vie augmente continuellement, mais les épidémies de diabète et d'obésité qui marqueront les prochaines décennies risquent de compromettre sérieusement la longévité.

Les populations détenant la plus grande proportion de centenaires sont celles qui ont conservé un lien étroit avec la nature. Qu'il s'agisse des Japonais de l'île d'Okinawa, des Crétois ou des habitants de Vilcabamba en Équateur, ils ont conservé leur mode d'alimentation ancestral, ignorant les produits transformés. Lorsque les chercheurs ont demandé aux centenaires de Vilcabamba ce qu'ils mangeaient pour vivre aussi longtemps, ceux-ci ont paru d'abord étonnés, puis ont répondu : « Eh bien… ça dépend de ce qu'on peut trouver dans la nature. »

Malgré la science et la technologie, la nature doit toujours rester notre principale référence : les aliments vivifiants, ceux qui poussent dans la nature doivent occuper la majeure partie de notre assiette. Nos habitudes alimentaires déterminent non seulement notre capital santé, mais surtout notre qualité de vie. Afin de jouir pleinement des années qui nous restent à vivre, soyons conscients de nos choix présents. Repensons nos choix alimentaires et notre mode de vie en général.

Bien nous nourrir ne doit pas occuper tout notre temps. À quoi sert de passer des heures à cuisiner un repas qui sera avalé en quatrième vitesse ? La cuisine simplifiée nous fait gagner du temps. Là se situe le principal intérêt de ce mode d'alimentation. Au point de vue nutritif, d'autres modèles alimentaires sont aussi valables, mais certains exigent trop de temps…qu'il faut sacrifier ailleurs. Un peu plus de temps, n'est-ce pas le plus beau cadeau à offrir à ceux qu'on aime et à soi-même ? Du temps pour se rencontrer, pour créer, aimer, bouger et réaliser des projets qui nous tiennent à cœur ! Tout cela affecte directement notre qualité de vie.

Nous avons réussi à gagner du temps par rapport à nos prédécesseurs du début de l'ère industrielle. Nous travaillons en moyenne quatre à cinq heures de moins par jour et nous dormons une heure de moins. Pourtant, ces derniers prenaient le temps de manger, alors que nous avons recours au *fast food* et aux mets préparés par manque de temps! Il ne s'agit pas de retourner à nos fourneaux : nous pouvons vivre au rythme du XXIe siècle en adoptant un mode d'alimentation sain nécessitant un minimum de préparation : les menus présentés au chapitre 3 en sont un exemple. Ils nous prouvent également que nous pouvons préparer des repas de fête sans consacrer beaucoup de temps à la préparation des mets. Ainsi, nous disposons de plus de temps et d'énergie pour notre famille et nos invités.

Manger simplement n'exclut pas une sortie au restaurant à l'occasion. Mais, comme vous avez pu le constater, les valeurs sûres sont rares! Mieux vaut fréquenter moins souvent les restaurants et sélectionner ceux qui répondent à vos critères de qualité et de détente.

En lisant ce livre, vous aurez sans doute, espérons-le, amélioré vos connaissances, mais vous aurez aussi réalisé qu'une saine alimentation est synonyme de respect de soi. Respecter les besoins de notre corps signifie manger les aliments qui nous apportent un bien-être sans exclure le plaisir. Un corps sain et un esprit sain nous permettent de mieux profiter de la vie. Cela constitue une raison suffisante pour éviter de manger n'importe quoi, n'importe quand et n'importe où! En étant davantage conscients des méfaits de la surconsommation, nous devenons de plus en plus critiques face aux critères dictés par la publicité. Nous devons croire en notre capacité d'effectuer les choix qui nous conviennent au lieu d'adopter ceux qui nous sont imposés par la société de consommation.

L'alimentation simple et naturelle favorise également le respect de l'environnement. Manger simplement contribue à protéger les ressources de notre planète. Dans notre société moderne, il y a autant de gens qui souffrent d'obésité qu'il y en a qui souffrent de sous-alimentation. Un mouvement au niveau planétaire serait sans doute souhaitable, mais il ne faut pas négliger notre pouvoir sur le plan individuel; chacun de nos choix peut contribuer à une répartition équitable des richesses naturelles. Terminons sur cette citation adaptée du discours de Gandhi : «Mangeons simplement, pour que d'autres puissent simplement manger...»

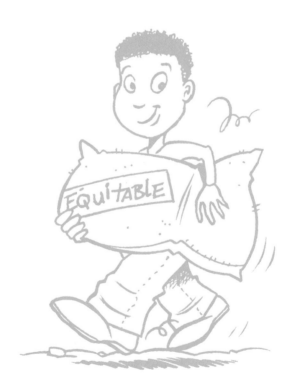

Bibliographie

AGRICULTURE ET AGROALIMENTAIRE CANADA, *Guide d'étiquetage et de publicité sur les aliments*, 1er 2003, <www.inspection.qc.ca/ français/ bureau/labeti/guide/4-0-1bf-shtml>.

AGENCE CANADIENNE D'INSPECTION DES ALIMENTS (ACIA), *Modifications au guide d'étiquetage et de publicité sur les aliments*, 1996-2002, <www.inspection.qc.ca/français/bureau/labeti/guide/amendf. shtml>.

ALLISON, D. B. *et al.*, « Estimated intakes of trans fatty acids and other fatty acids in the US population », *J. Am. Diet. Assoc.*, 1999, n° 99 : 166-174.

AMERICAN DIETETIC ASSOCIATION POSITION STATEMENT, « Vegetarian diets », *J. Am. Diet. Assoc.*, 1997, vol. 97 : 1317-1321.

ASCHERIO, A. et W. C. WILLETT, « Health effects of trans fatty acids », *Am. J. Clin. Nutr.*, 1997, vol. 66 (suppl.) : 1006-1010.

ASCHERIO, A. *et al.*, « Dietary fat and risk of coronary heart disease in men : cohort follow up study in the United States », *BMJ*, 1996, vol. 313 : 84-90.

BERGNER, P., *The Healing Power of Minerals, Special Nutrients and Trace Elements*, Rocklin, Prima Publishing, 1997.

BRISSON, V., « Bien manger à l'extérieur », *Revue Plein Soleil*, automne 2003 : 20-34.

BRAULT-DUBUC, M. et L. CARON-LAHAIE, *Valeur nutritive des aliments*, 9e éd., Saint-Lambert, Brault-Lahaie, 2003.

BRETON, M. et I. EMOND, *La Boîte à lunch emballante*, Montréal, Flammarion Québec, 2001.

Brown, L., *La Vie en bio*, Montréal, Flammarion Québec, 2001.

BUTEL, Paul, *Histoire du thé*, Paris, Éditions Desjonquières, 1997.

CENTRE D'AGRICULTURE BIOLOGIQUE (CAB), *La Rubrique biologique 2.2*, mi-fév. 2003, <www.cab.qc.ca>.

CHALIFOUR, F., « La vraie valeur des aliments bio », *Bio-Bulle*, fév-mars 1995.

CHANDALIA, M. *et al.*, « Beneficial effects of high dietary fiber intake in patients with type 2 diabete mellitus », *The New England Journal of Medecine*, 2000, vol. 342 : 1392-1398.

COLBORN, T. and J. P. MYERS, *Our Stolen future*, New York, Dutton, 1996.

COLLECTIF, « Smart drinks, pas si smart que ça... », *Protégez-vous*, janvier 1996 : 7-11.

COLLECTIF, « Un métier emballant », *Journal Métro*, Montréal, 20 novembre 2003.

COLLECTIF SANTÉ CANADA, *Les Diététistes du Canada*, Société canadienne de pédiatrie, 1998.

CONSEIL CANADIEN DU THÉ (stat), 1995, <www.tea.ca>.

CONSOMMATION ET AFFAIRES COMMERCIALES CANADA, *Manuel sur l'étiquetage nutritionnel*, Ottawa, Division des aliments, Direction des produits de consommation, 2003.

COURRALIN, P., « Plantes transgéniques et antibiotiques », *La Recherche*, n° 309, mai 1998 : 36-40.

CUTLER, J. A. *et al.*, « Randomized Trials of Sodium Reduction : an overview », *Am. J. Clin. Nutr.*, 1997, vol. 65 (suppl.) : 643-651.

DESAULNIERS, L. et L. LAMBERT-LAGACÉ, *Le Végétarisme à temps partiel*, Montréal, Éditions de l'homme, 2001.

_____, *La Nouvelle Boîte à lunch*, Montréal, Éditions de l'homme, 1992.

DISPENSAIRE DIÉTÉTIQUE DE MONTRÉAL, *Coût minimum de régimes nutritifs*, septembre 2002.

DONNÉES SUR LES CANADIENS, *Enquête indépendante auprès des consommateurs*,
décembre 1999.

EGG NUTRITION CENTER, « The good news about eggs just got better », *American Egg Board*, 1999, <www.enc-online.org/Good News.htm>.

_____, « Dietary cholesterol and plasma cholesterol : recent studies », *American Egg Board*, 1999, <www.enc.online.org/dietc.htm>.

Équiterre, Bulletin *Le Partenaire*, vol. 1, n° 1, juillet 2002, <www.equiterre.qc.ca>.

FERIER, L. K. *et al.*, « Alpha-linolenic acid and docosahexaenoic acid enriched eggs from hens fed flaxeed : influence on blood lipids and platelet phospholipid fatty acids in humans », *Am. J. Clin. Nutr.*, juillet 1995, vol. 62 : 81-86.

FODOR, G. J. *et al.*, « Recommendations for the management and treatment of dyslipidemia », *CMAJ*, 2000, vol. 162, vol. 10 : 1441-1447

FONDATIONS DES MALADIES DU CŒUR DU QUÉBEC, *Qu'est-ce que les flocons d'avoine, les fraises et les pois ont en commun ? Les faits sur les fibres*, feuillet informatif.

FOOD AND BOARD NUTRITION (FNB) INSTITUTE OF MEDECINE (IOM), « *Dietary References Intakes for Energy, Fibers, Fat, Fatty Acids, Cholesterol, Proteins and Amino Acids* », The National Academies Press, 2002.

FOSTER-POWELL, K. *et al.*, « International table of glycemic index and glycemic load values : 2002 », *Am. J. Clin. Nutr.*, 2002, vol. 76 : 5-56.

FRAPPIER, R., *Le Guide de l'alimentation saine et naturelle*, Montréal, Éditions de l'Asclépiade, 1995.

FRAPPIER, R. et D. GOSSELIN, *Guide des bons gras*, Montréal, Éditions de l'Asclépiade, 1995.

FRUCHART, J. C., « Le transport du cholestérol et sa fixation dans les artères », *Pour la science*, vol. 175, mai 1992 : 40-47.

GAGNON, Y., *La Qualité biologique des aliments : valeur nutritive et équilibre minéral*, Recueil de documents colligés par Yves Gagnon, 2001.

GREENPEACE, *Guide des produits avec ou sans OGM*, Montréal, 2003.

GRIP QUÉBEC, *Justice sans faim. Le guide montréalais des choix alimentaires écologiques et socialement responsables*, 1994.

HENRY, R., *Petites Histoires des mots qu'on savoure*, Montréal, Maclean-Hunter, 1998.

HOLUB, B., « Hydrogenated fats and serum cholesterol levels », *The New England Journal of Medecine*, 1999, vol. 341 : 1396-1397.

HOUDE-NADEAU, M., « La biodisponibilité du calcium », *Diététique en action*, vol. 12, n° 1 : 11-13, printemps 1998 .

HU, F. B. *et al.*, « A prospective study of egg consumption and risk of cardiocascular disease in men and women », *JAMA*, avril 1999, vol. 281, n° 15 : 1387-1394.

_____ , « Dietary fat intake and the risk of coronary hearth disease in women », *The New England Journal of Medecine*, 1997, vol. 337 : 1491-1499.

HUNTER, D., *Combler ses besoins en calcium*, Montréal, Éditions de l'homme, 1986.

_____, *Modifiez vos recettes traditionnelles*, Montréal, Éditions de l'homme, 1985.

JACK, A., «Nutrition under siege», *One Peaceful World*, 1998, vol. 34 : 1-8.

JACQMAIN, M. *et al.*, «Calcium intake, body composition and lipoprotein-lipid concentrations in adults», *Am. J. Clin. Nutr.*, 2003, vol. 77 : 1448-52.

JACOTOT, B., *L'Huile d'olive de la gastronomie à la santé*, Paris, Éditions Artulen, 1993.

KATAN, M. B., «Health effects of trans fatty acids», *Eur. J. Clin. Invest.*, 1998, vol. 28 : 257-258.

KNOPP, R. H. *et al.*, «A double-blind randomized controlled trial of the effects of two eggs per day in moderately hypercholesterolemic and combined hyperlipidemic subjects taught the NCEP step 1 diet», *J. Am. Coll. Nutr.*, 1997, n° 337 : 1491-1499.

KRIS-ETHERTON, Penny M. pour The Nutrition Commitee American Hearth Association Science Advisory, «Monounsaturated Fatty Acids and Risk of Cardiovascular Disease», *Circulation*, 1999, vol. 100 : 1253-1258.

KURADA, Y. et Y. HARA, «Antimutagenic and anticarcinogenic activity of tea polyphenols», *Mutation Research*, janvier 1999, vol. 436 : 69-97.

LAMBERT-LAGACÉ, L., *Bons gras, mauvais gras*, Montréal, Éditions de l'homme, 1993.

_____, *Le Lait de chèvre, un choix santé*, Montréal, Éditions de l'homme, 1999.

_____, *Nutrition, ménopause et santé*, Montréal, Éditions de l'homme, 1998.

LAZENBY, G., *La Maison du bien-être*, Montréal, Flammarion Québec, 2001.

LES AMI-E-S DE LA TERRE, *Le Guide vert des consommateurs*, Montréal, Libre Expression, 1991.

LICHTENSTEIN, A. H. *et al.*, «Effects of differents forms of dietary hydrogenated fats on serum lipoprotein cholesterol levels», *The New England Journal of Medecine*, 1999, vol. 340, n° 25 : 1933-1940.

LICHTENSTEIN, A. H., «Trans Fatty Acids, Plasma Lipid Levels and Risk of developing Cardiovascular Disease : A Statement for health care professionals from American Hearth Association», *Circulation*, 1997, vol. 95 : 2588-2590.

McBean. L. D. et G. D. Miller, «Enhancing the nutrition of America's youth», *Am. J. Coll. Nutr.*, 1999, vol. 18, n° 6 : 563-571.

McDonald, B., *Les Trésors cachés de l'humble graine de lin,* Rapport de l'Institut national de nutrition, 1998, vol. 13, n° 3.

Magnan, G., «Plantes transgéniques : le péril vert», *Science et Vie,* vol. 981, juin 1999 : 92-103.

Mayer, A. M., «Historical changes in the mineral content of fruits and vegetables : a cause for concern?», *Br. Food J.,* 1997, vol. 99 : 207-211.

Melina, V., Davis B. et V. Harrisson, *Devenir végétarien,* Montréal, Éditions de l'homme, 1996.

Monette, S., *Dictionnaire encyclopédique des aliments,* Montréal, Québec Amérique,1989.

Mongeau, S., *La Simplicité volontaire, plus que jamais...,* Montréal, Écosociété, 1998.

Montignac, M., *Je mange donc je maigris,* Paris, Flammarion, 1997.

_____, *L'Obésité chez l'enfant, comment la prévenir et la combattre,* Montréal, Flammarion Québec, 2003.

Office canadien de commercialisation des œufs, *Valeur nutritive des œufs canadiens,* janvier 1999, <www.canadaegg.ca>.

Perrier-Robert, A., *Le Café,* Paris, Solar, 2002.

Petit, J. M. et G-E. Seralini, «Les OGM, oui mais pas à tout prix», *Libération,* 23 juin 1999, <http ://www.libération.com/ogm/actu/ 990623a.html>.

Pietinen, P. *et al.,* «Intake of fatty acids and risk of coronary hearth disease in a cohort of Finish men», *Am. J. Epidemiol,* 1997, vol. 145 : 876-877.

Radio-Canada, Émission Découverte, *Les organismes génétiquement modifiés,* 2000, <http ://radio-Canada.ca/tv/decouverte/31_ogm/ 10a.html>.

Radio-Canada, Émission L'Épicerie, *Les cafés glacés,* 2003, <http : //radio-Canada.ca/actualité/lepicerie/docArchives/2003/06/10/ enquete.html>.

Renaud, S., *Le Régime santé,* Paris, Odile Jacob, 1998.

Restaurants McDonald's, *Tout sur notre menu allégé,* 2002, <www. mcdonalds.ca>.

RESTAURANTS ST-HUBERT, *Informations sur les allergènes alimentaires et les valeurs nutritives*, 2002.<www.st-hubert.com>.

RESTAURANTS SUBWAY, *Guide de nutrition Subway*, 2001, <www.subway.com>.

RESTAURANTS TIM HORTON, *Tim Horton Nutrition Guide*, 2000.

RICHARD, S. , STRAUSS, M. D. et H. A. POLLECK. «Epidemic Increase in Childhood Overweight 1986-1998», *JAMA*, 2001, vol. 286 : 2845-2848.

SABATE, J. «Nut consumption, vegetarian diet, ischemic heart disease risk and all-causes mortality; evidence from epidemiologic studies», *Am. J. Clin. Nutr.*, 1999, vol. 79 (suppl.) : 500-506.

SABOURIN, G., «Aliments transgéniques au menu», *Protégez-vous*, octobre 1998 : 22.

SANTÉ CANADA, *Dictionnaire de poche sur les additifs alimentaires*, Ministère des Approvisionnements et Services, Gouvernement du Canada, 1996 : 1-35.

_____, *Loi et règlements des aliments et drogues*, <www. sante canada. ca/nutrition>.

_____, Direction générale de la protection de la santé, Pro-gramme des aliments, *Effets des acides gras trans sur la santé*, mars 1998.

_____, Direction générale de la santé, Programme des ali-ments, *Étiquetage des Aliments et allégations*, janvier 2003.

_____, *Renseignements sur les enfants de 6 à 12 ans*, Ministre de Travaux publics et services gouvernementaux au Canada, Publication autorisée par le ministre de la santé, 1997.

SANTÉ ET BIEN-ÊTRE CANADA, *Recommandations sur la nutrition*, Rapport du comité de révision scientifique, Ministère des Appro-visionnements et Services, Gouvernement du Canada, 2000, <www.santecanada.ca/nutrition>.

SANTÉ QUÉBEC, *Les Québécois et les Québécoises mangent-ils mieux?* Rapport de l'enquête québécoise sur la nutrition 1990, publié sous la direction de Lise Bertrand.

Ministère de la Santé et des Services sociaux, Gouvernement du Québec, 1995.

SCHLOSSER, E., «Les sorciers de la papille», *L'actualité*, vol. 8 n° 22, 15 avril 2001 : 44-51.

SÉGUIN, M., *Le Scandale des déchets au Québec*, Montréal, Écosociété, 1994.

Société canadienne du cancer, *Micro-ondes et contenants de plastique*, décembre 2002.

Société de l'ostéoporose du Canada, *L'Ostéoporose à l'approche du troisième millénaire : les priorités en matière de prévention et de traitement*, feuillet informatif, 1998.

Soto, A. et C. Sonnenschein., *Toxic chemicals, Hormone Disruption and Breast Cancer Epidemic*, Boston, Tufts University Press, 1996.

Stanton, D., «Les aliments mutants», *L'actualité*, août 1999 : 32-40.

Tremblay, M. S. et J. D.Willms, «Secular trends in the body mass index of Canadian children», *CMAJ*, 2000, vol. 163, n° 11 : 1429-1433.

Vandalac, L. et K. Parent, *Main basse sur les gènes. Les aliments mutants*,1999, vidéo de 52 min. 14 sec.

Vost, B., *Grains bio, graines d'avenir*, Info concept pour la campagne «Moi, je mange bio», Équiterre, mai 2003, <www.equiterre. qc.ca>.

Wackernagel, M. et W. Rees, *Notre empreinte écologique*, Montréal, Écosociété, 1996.

Warridel, L., *L'Envers de l'assiette, et quelques idées pour la remettre à l'endroit*, Montréal, Écosociété, 2003.

Weisburger, J. H., «Can cancer risks be altered by changing nutritional traditions?», *Cancer*, 1998, vol. 83 : 1278-1281.

Weisburger, J. H., «Tea and Health,the Underlying Mechanisms», *The Proceedings of the Society for Experimental Biology and Medecine*, avril 1999.

Worthington, V. «Nutritional quality of organic versus conventional fruits, vegetables and grains», *The Journal of Alternative and Complementary Medecine*, 2001, vol. 7 : 161-173.

Zemel, M. B. *et al.*, «Weight loss through milk», *J. Nutr.*, 2003, vol. 133 : 252-256.

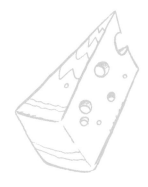

Index